JN101413

私が〝足の裏の飯粒〟を取らなかった理由

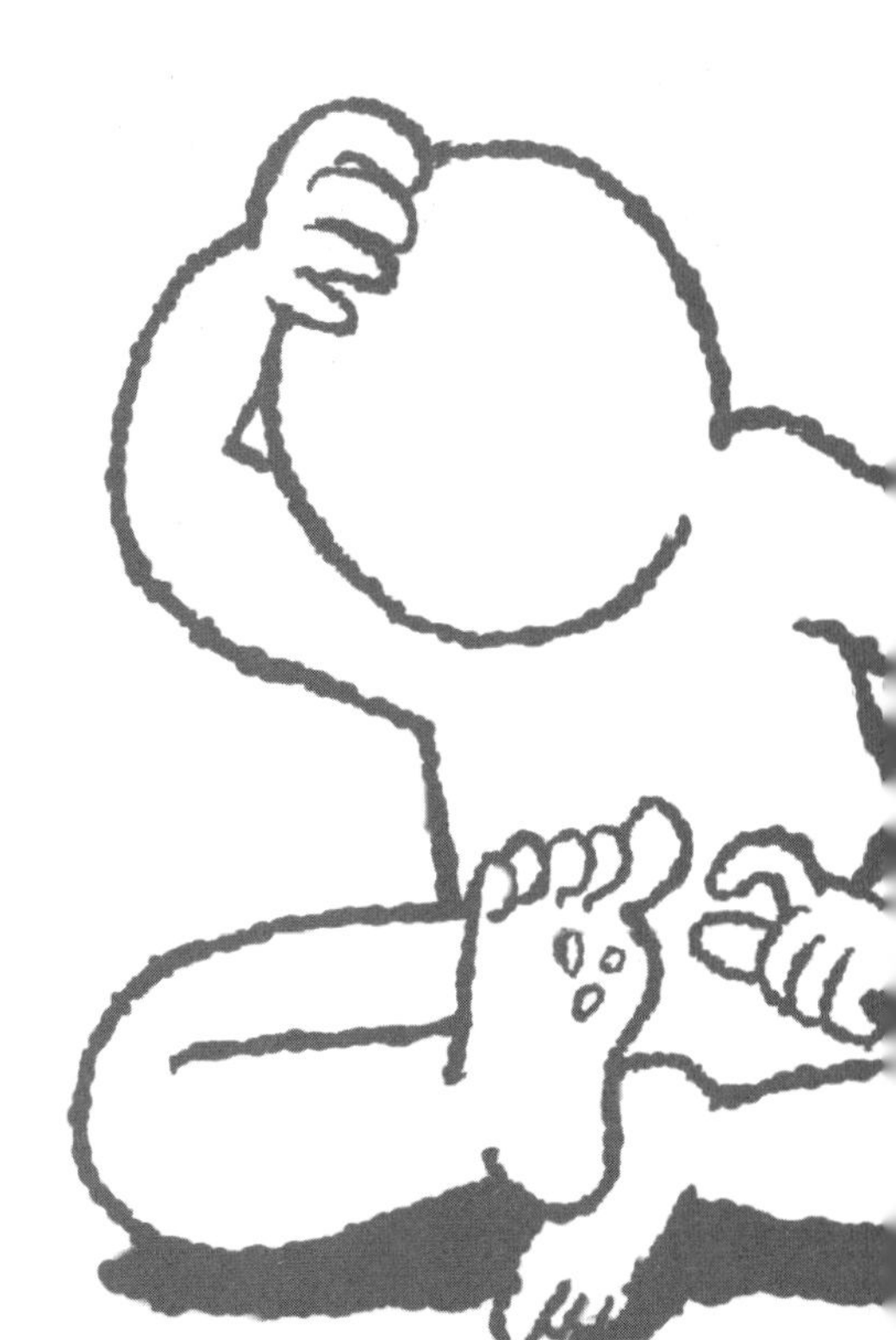

はじめに

「末は博士（はかせ）か大臣か」

往時（明治大正期）、青雲の志を抱いた有為の青年たちはこれを合言葉に刻苦勉励に努めたようです。

ここで言う「博士」とは紛れもなく「医学博士」のことで、その憧憬（どうけい）の対象となったのは、野口英世や北里柴三郎等、世界的に勇名をはせた基礎医学者でした。

現代で言うなら、iPS細胞の発見者山中伸弥か、画期的な抗癌剤「オプジーボ」の生成に連なった免疫細胞の発見者本庶佑（ほんじょたすく）でしょうか。

二人とももちろんその研究の途上で学位（博士号）を取ったでしょうが、学位欲しさに研究者になったわけではなく、研究の枝葉としてついて回っただけで、iPS細胞や免疫細胞で不治の病から一人でも多くの人を救いたいとの思いを込めて今日に至っているものと思われます。

このように、医学の博士号は基礎医学の研究者に冠せられてこそ何ら違和感を覚えませんが、往時はさておき、近現代の医学博士号は、もっぱら臨床系の教授の専売特許となっていました。いみじくも、昭和四十年代に勃発した青医連運動の猛者（もさ）たちがあげつらったように、臨床医を目指して医局に入局した医師たちは、博士号欲しさに教授の使い走り、ただ働きをして七、八年、お駄賃に「博士号」をうやうやしく頂戴する段取りになっていました。

青医連運動は残念ながら数年で収束、大学とは痛み分けに終わりました。すなわち、無給医局制は廃止されたものの、学位制は依然として温存されたままでした。

私は心ならずも青医連運動の渦中に巻き込まれ、いわばその「落とし子」的存在となり、思いも寄らなかった人生を歩むことになります。端的に言えば「アウトサイダー」の道に入ってしまったわけです。

私はひたすら臨床医・外科医としての修練に明け暮れ、アウトサイダーのハンデを負ったために我ながら血の滲むような苦闘の日々を重ねましたが、幸か不幸か、大学に戻った同輩たちの多くが直面したであろう「博士号」の問題からは一歩も二歩も距離を置いてこられました。しかし、まったく無関心でおれたと言えば嘘になります。博士号を金科玉条と考える人士の意図的かつ恣意的な言動に否応なく反応せざるを得なくなったこともあります。

そうしたいくつかの不快な経験が本稿を書く動機の一つになったことは事実ですが、それ以上に、川崎医大の学長水野祥太郎先生が憂慮の果てに「新医学教育論」を著し、学位制が医師の卒後研修の大いなる手かせ足かせとなっており、これをなんとかしなければ欧米の臨床医、ことに外科系の医者のレベルには追いつけないと訴えられたように、同じ思いを久しく抱きつづけてきた者として、現役の医師である間に、改めてこの〝前世紀の遺物〟とも言うべき学位制を俎上に載せ、博士号、なかんずく「医学博士」に対する世間の曲解を是正したいと思い立った次第です。

「改めて」と言いますのは、私はすでにフィクションの形を借りてこの問題を世に訴えてきたからです。二〇一〇年に映画化され、二〇一九年にもテレビドラマ化されたので心ある方々はご存知と思いますが、小説「孤高のメス」のなかで、私は、私の分身である主人公の外科医や、彼にかかわる医師の口を通して、繰り返しこの問題を訴えてきました。すなわち、博士号は臨床医、ことに外科医の腕の評価には何らつながらないこと、それどころか、むしろ相反するものとさえ言えることです。残念ながら映画やテレビドラマではこのテーマは取り上げられませんでしたが、再度映像化の暁には、真正面から取り組んでもらいたいものです。

永井明さんという方がおられました。この方のことは「大往生したけりゃ医療と関わるな」とのセンセーショナルなタイトルの本を著した母校の先輩中村仁一先生も触れておられますが、私も少し触れさせてもらうと、彼も「僕が医者をやめた理由」という、これまたセンセーショナルなタイトルの本を出して世間をあっと驚かせました。なぜなら、彼が医者をやめたのは、まだ三十代、医者になって十年目、働き盛りの頃だったからです。モントリオール大学に留学してストレスに関する動物実験で博士号を得たのに、もったいない限りです。

単刀直入に白衣を脱ぎ捨てた理由が明かされるだろうと思ってこの本を開くと、読者は裏切られます。医者になりたての研修医時代の失敗談から始まって、上司や看護婦との確執、癌の告知をめぐる患者やその家族との面倒なやりとり。それらに疲労困憊（こんぱい）していく過程が延々と綴られ、また医療そのもののあいまいさにも厭気がさして情熱を失い、あげくバーンアウトしてしまったということが、読み終えてなんとなく理解できる本になっています。

永井さんに右へならえしたわけではありませんが、小著でもいきなり博士号制度の是々非々を論ずるのではなく、私の研修医時代のことから書き起こすなど、いわば半自伝的な記述になっています。

折々のエピソード（多くは不愉快な）から、私が博士号を取らなかった理由に思い至っていただければ幸いです。そうして、心ある幾多の医者を悩ませてきたこの〝前世紀の遺物〟が、真に価値あるものであるかどうか、存続してしかるべきものであるか否か、冷徹な目で見極めていただければと念ずる次第です。

著者

目次

叔父の博士号

私が「博士号」という言葉をはじめて耳にしたのは小学校高学年か中学生の頃である。母の口からであった。母のすぐ下の弟が名古屋大学医学部を出て内科医になったが、なかなか博士号がもらえず腐っている、というような話だった。

私はその頃すでに将来は医者になると決めていたが、身内で唯一の医者であるこの叔父に感化されたからではない。母がしきりに語って聞かせるアルベルト・シュヴァイツァーに憧れたからだ。アフリカの奥地コンゴでの医療活動が認められ、一九五三年、ノーベル平和賞を受賞したフランス人である。

その数年前に、母は戦前から〝亡国病〟と恐れられていた結核に罹り病の床に伏した。当時は知る由もなかったが、肺に結核特有の空洞ができると、それは結核菌の温床ということで、これを潰すあの手この手の治療法が編み出されていた。もっとも手っ取り早いのが「人工気胸法」で、胸壁から針を刺入して胸腔に空気を送り込み、肺を圧排して空洞を押し潰そうという方法だ。母はそれを受けに一カ月に一度くらい、実弟が勤める名大分院に通った。

病院は薄暗く昼間でも電気がともっていた。石造りの建物で、いかめしい門構えの玄関を抜けると、独特の匂いが鼻を突いた。後にそれは消毒に用いられるアルコールの匂いと知れたが、私には不快ではなかった。むしろ、いい匂いだと思った。

一度限り、母が叔父のボスである山田教授の診察を受ける現場に立ち会った。子供ながらに、教授は立派な風貌に思えた。面長、白髪、眼鏡をかけ、口髭を生やしていた。柔和な笑顔で話しかけてくれたが、どういう内容だったかはもとより覚えていない。

叔父は教授がなかなか博士号をくれないので、「自分は冷飯組だ」とすねて愚痴っていた由、これも母から聞かされた。博士号なんてくそくらえだ、俺はそんなもん要らん、実力で勝負する、といきっていた、とも。

しかし、叔父は結婚して間もなく、長野県の飯田日赤病院に赴任するよう命じられた。箔をつけてやるつもりだったのだろう、出発の日、教授は博士号の証書を手に駅頭に見送りに来て、「博士号はな、学問にやるんじゃない、人間にやるんだ」と言ったとか。

青医連騒動と博士号

次に私が博士号という言葉を耳にしたのは、医学部に入って六年目、卒業の年に突如「青医連運動」が勃発した時だった。青医連、すなわち「青年医師連合会」がいかなる組織でいつに始まり、何を目的としているのか皆目知らなかったが、いつの間にか渦中に置かれていた。のぼりが立てられ、ピケが張られ、講義室では、教授ではなく講義ボイコット運動を率いる青医連のボスが教壇に立って運動の主旨をまくしたてた。のぼりに大書されたスローガンは、

「俺たちも白い飯が食いたい！
無給医局制度、博士号制度を廃止せよ！」

というものだった。

青医連のボスは、私が後述する理由で一年休学したために袂（たもと）を分かったかつての同期生の一人で、よく文学や映画を論じ合った男だった。同志社高校出身で、二浪して京大に入ってきたから、大人びており、兄貴のように親しみを覚えていたが、私が学内浪人に踏み切った専門課程一年目の冬で

交友は途絶えていた。

「無給医局制度」も「博士号制度」も、私には何のことか分からなかった。後者が前者の元凶であること、すなわち、医局の頂点に立つ教授が後者の裁量権を握っているがゆえに理不尽な前者が存在し、三十歳を過ぎてもなお医者はただ働きを強いられることを知ったのは、医者になって数年後だった。教授の片棒をかついでその研究テーマに追随するような論文を書かなければ博士号を授けてもらえず、無給生活からも解放されない、というからくりだ。

京大は学生運動の西のメッカであり、本学の正門脇や、そこから左右に延びる石塀にも、おびただしい数のプラカードが張り巡らされていた。教養課程の講義はしばしばスクラムを組んだ学生たちによりボイコットされた。講義に向かう教授に立ちはだかり、「お前は官権の手先、民主主義の敵だ！」などと野次っている光景がしばしば目撃された。教授を「お前」呼ばわりして恥じない若者に私は嫌悪を覚え、学生運動そのものに義憤を感じた。学生の本分は勉学に努めることであろうに、お前たちはいったい何のために大学に来たのかと問い質したかった。

青医連運動に対しても、私は同様の冷めた目を向けていたが、講義に出ようにも運動家たち――ほかならぬクラスメート――のスクラムに阻まれて出られない。連中は講義講堂の入口に椅子やら机やらを積み上げてバリケードを築き、その前でスクラムを組んでいるのだ。無論、講義担当の教官も門前払いを食らう。

クラスの全員が運動に加わっているわけではない。首謀者は、日頃から他学部の運動家と足並をそろえてデモなどに参加し、講義にもろくに出て来ない連中だ。講堂の前の方に陣取って真剣に講義を聴き、メモを取っている真面目な学生は、数少ない女子学生も含め、運動がエスカレートして講義に出られないとわかるや、自宅や下宿に引っ込んで姿を見せなくなった。

私に同調してあくまで講義に出ようとスクラムに向かって行った者はほんの数名だったが、いずれもむなしく跳ね返された。

連中は私や数名の同調者をスト破りとあげつらい、大学側の手先、教授に媚を売る者と口汚くののしった。

私には一刻も早く卒業しなければならない理由があった。文学にうつつを抜かし、おりしも朝日新聞が募集していた一千万円懸賞小説に入選を果たして世に出ようなどと、顧みれば若気の至り、無謀そのものの野望に取りつかれ、医学部専門課程の講義に幻滅を覚えたことも手伝って、解剖学の厄介な口頭試問になんとかパスしたその年の暮れ、医学部事務所に休学届を提出すると、修学院の下宿に閉じこもって朝から晩まで原稿に向かう生活に明け暮れた。

そうして書き上げた小説はあえなく落選し、私は失意のどん底に落とされた。ちなみに入選作は北海道旭川の一主婦三浦綾子の「氷点」で、彼女はこの一作で世に出て、その後数多くの作品を発表、文壇とは無縁で何らの文学賞ももらえなかったが、根強いファンに支えられて作家生活を全うした。

私はかろうじて医学部に復帰したが、休学のことは両親に内密であった。仕送りを断たれたらお手上げだったからである。事と次第を知った父親は怒り心頭に発して母に八ツ当たりしたそうだが、私には何も言ってこなかった。

しかし、その一年後、私は本格的に父を怒らせ、勘当を食らった。二十歳の時に教会で知り合った九歳年上の女性との交際を知られたからである。私が真剣に結婚を考え、医師免許を得たらシュバイツァーさながら、一緒に僻地に赴きたい旨を告げると、「九歳も年上の女との結婚は絶対許さん。どうしてもというなら覚悟をせよ」と言い放つや、荒々しく電話を切ってしまった。

よもやと思ったが、仕送りを断たれた。私は直ちに奨学金の申し入れをするため学生課へ出向いた。さらには、構内の掲示板に「法務医官募集　奨学金支給」のポスターを見出し、渡りに船とこれに飛びついた。月額八千円の奨学金を支給する、ただし、医師免許を得た暁には最寄りの刑務所ないし拘置所に法務医官として最低週三日勤務することが義務付けられる、との内容だった。

先の文部省の奨学金は月三千円、法務省のそれと併(あわ)せて一万一千円。これだけではやっていけないから、知人の伝で学習塾の数学講師と、産婦人科の開業医の娘で医学部を志望している高校一年の少女の、これも数学の家庭教師のアルバイトを得た。両者で一万二千円ほど、奨学金とあわせて二万三千円ほどが得られることになり、私は父親の兵糧攻めに抗い、三年間耐えた。

勘当が解けたのは、結局彼女との婚約が破綻に帰したからである。私からではなく、彼女の方が破約した。自分はキリストに身を捧げます、と言って去っていった。その言葉通り、彼女は生涯独身を通した。

重ね重ねの親不孝を償う意味でも、私は速やかに大学を卒業したいと願ったのだ。奨学金の返済もあったから、これ以上浪人は許されなかった。

卒業式に出ることは阻まれたが、教授が内々で受験希望者に実施日を電話で知らせるというゲリラ作戦によって卒業試験を終えた私と他の三名は、一九六八年四月一日、医学部事務所で寂しく卒業証書を受け取った。

従来通りなら、卒業と同時に一年のインターン制が待っているはずだったが、どういうわけかこれは廃止され、代わって二年の研修期間が定められ、これには多少の手当が支給されることになった。その後医局に進んでも従来の無給ではなく、なんとか妻子を養えるだけの俸給が支給されるようになった。青医連が掲げていたスローガンの一つが大学側に受け入れられたのだ。しかし、無給医局制度の元凶と彼らが指弾してその廃止を訴えた博士号制度は温存されたままだった。つまりは、「俺たちにも白い飯（メシ）を食わせろ！」という訴えは叶えられたが、そのメシの一粒にたとえられた博士号は、その裁量権を教授の手に残すことになったのだ。

もっとも、インターン制にとって代わった研修医制度は、私が卒業した時点ではまだ確立されていなかった。だから当然医局に入るものと思っていたが、構内の片隅に「ここは治外法権の聖域だ」とばかりひっそりとたたずんでいる産婦人科を除いては、入局できる状況ではなかった。下火になりつつあったものの、青医連の猛者たちは医局にも目を光らせ、こっそり入局してくる者がいたらこれを阻まんとしていたのだ。

狂った進路

私は内科循環器科に入局したかったが受け入れ態勢が整っておらず、やむなく八月の国家試験の準備をすべく構内の図書館に詰めて日を送っていた。そんな矢先、二人の人物に声をかけられた。

一人は生化学の沼正作教授で、教養部時代、ドイツ医学語の担当教官だった。私はフランス語も選択科目として取ったが、まるでなじめず、途中で投げ出した。ドイツ語は必須科目だったからそうはいかなかったが、こちらは性に合ったから、真面目に勉強した。おかげで医学ドイツ語の試験は満点をもらった。

沼教授はそのことを覚えていてくれたのだ。当時は助教授であったが、ドイツに留学後日本に戻って第二生化学教室の教授になっていた。第一生化学教室は大阪大出の早石修氏が教授になっていた。講義中、この人は、自分がもう少しでノーベル賞を取り損ねたという話ばかりを繰り返したから好かなかった。たしかに、この後、若くして文化勲章を受賞したから、それなりの実績があったのだろうが、氏の自慢話は耳に障り、彼の講ずる生化学を私は疎んじた。

沼さんは早石さんの影に隠れて目立たない存在に思えたが、どうしてどうして、この人こそ「能ある鷹は爪を隠す」類の人だった。どこぞの高校で開学以来の秀才と謳われたこと、彼の主宰する教室は深夜まで煌々と明かりがともり、教室員は沼教授の叱咤激励のもと、寝食を忘れて研究に打ち込んでいる、あまりのハードさに精神の破綻をきたした者もいる、と噂された。もっともこれは、ずっと後にはるか後輩の某君から聞いたことで、構内を所在なく歩いていた私に声をかけてくれた沼さんは、俳優を思わせる端正な面立ちに笑みをたたえた温厚な紳士だった。

解剖、生理、生化学等、専門課程一年目のこれら講義には、出席はしたもののまったく興味を覚えなかったから、テストの結果はかろうじて赤点を免れる程度のものだった。

沼さんはそうとは知らず、私の医学ドイツ語の成績だけを覚えていて、「あなたのように優秀で真面目な人を求めています。ウチへ来ませんか？」と言ってくれたのだ。

「教室員の給料だけでは足りないでしょうから、アルバイト先も紹介しますよ」

と、まで。

沼さんの覚えめでたしと知った嬉しさは格別だったが、残念ながら私は基礎医学の研究にはまったく魅力を感じなかった。顕微鏡をのぞいたり、試験管を振ったりしている自分の姿はおよそ想像できなかったのだ。私は一刻も早く臨床医となり、病者に接したかった。

私の二年上に本庶佑なる男がいて、彼は学生時代から早石さんの主宰する第一生化学教室に入り浸っていた。彼のような人間にとっては、逆に臨床医学の講義（専門課程の後半のカリキュラムに組み込まれていた）は苦痛でしかなかっただろう。基礎医学の研究者を一途に目指す者も、最小限、内科、外科系の臨床問題が多くを占める国家試験をパスして医師免許を得なければならない。基礎医学が好きな者と、臨床医学が好きな者とではそもそも脳の構造が異っているのだから、両者に同じノルマを課すこと自体間違っている。それぞれが歩まんとする道に従って相応の問題を与えればよいのだ。それこそが本来、青医連が目指すべき医療改革ではなかったか。

本庶佑は生化学者として名を成し、数年来ノーベル賞候補に挙がっていたが、二〇一八年、ついに受賞の栄に浴した。

「考えておいてくださいね」

と、あくまで紳士的、丁寧な言葉を残して踵（きびす）を返した沼先生の後姿を、なんとも面映ゆい思いで私は見送った。

その数日後、構内の食堂で昼食を取ってから図書館に向かっていたところ、今度は産婦人科の臨床実習で指導に当たってくれた松浦さんと遭遇した。温厚な人柄が顔にも出ている好感の持てる人で、当時、講師前の助手の身分だった。どうしているか、と聞かれ、かくかくしかじかで希望する医局に入れないから図書館通いをしています、と答えると、循環器に興味があるならウチへ来ないか、ウチでは最近胎児心電図を始めたから興味を持ってもらえると思うよ、と言ってくれた。さらには、「ウチで二年間やってくれたら、その分は内科で研修したことにしてもらえるよう、交渉してあげるから」とも。

「渡りに船」の思いだった。心電図はさておき、産婦人科の基礎的知識とその手技は身につけておくべきだと思っていた。たとえば、旅行中、たまたま乗り合わせた船なり航空機に妊婦がいて急に産気づいたとき、チーフパイロットは乗客に向かって、だれかドクターはいませんか、と呼びかけるだろう。その時、すかさず手を挙げ、胎児を取り上げられる医者でありたい、と思った。シュバイツァーのように未開の地に赴いても、産婦人科の技能は必須と思われた。

ではお世話になります、と私は松浦さんに即答し、翌日から産婦人科に通い出した。

ところが、一週間も経たないある日、ボスが君に話があるから、と、松浦さんに教授室へ連れて行かれた。

ボスの西村教授は巨漢で、「ジャイアント」の異名を奉られていた。噂によれば「末端肥大症」という病気を抱えているらしかった。これは脳の下垂体という領域に生じた腫瘍によってもたらされるもので、その腫瘍を取る手術を受けたとか受けないで様子を見ているとか取り沙汰されていた。

産婦人科の医局は、青医連が槍玉にあげた古い医局体質、教授が頂点に立って絶対的な権限を持つピラミッド体制そのものだった。ボスが病棟回診を終えて四階か五階の教授室に戻るとなると、医局員がぞろぞろと背後についてエレベーターの前まで行き、ボスが乗り込んだとみるや一同は「それっ！」とばかり脱兎のごとく階段を駆け上がってエレベーターの前に馳せ、ボスが中から出てくるのを整列して出迎える。異様な光景だった。青医連があげつらった「教授を頂点とするピラミッド体制」とはこれかと思い至った。

何事かと松浦さんとともにかしこまった私に、ボスはこう言った。

「君がここにいることを、青医連の連中が嗅ぎつけてな、大鐘を出さないなら俺たちは一人として産婦人科に入局しないぞとぬかしおった。そこでだ、君はしばらく青医連の騒動が収まるまで外に出ていた方がいい。ついては、二、三の関連病院から、一つを選んでくれないか」

何のことはない、体のいい厄介払いだ。どの医局も新人の入局者が欲しい。花形である内科や外科への入局を志望する者は多いが、マイナーな産婦人科に入ろうという者は、当時でも少なかったのだろう、松浦助手が「胎児心電図」と、内科で研修したことにしてあげるとの補償を餌に私をつり上げたのも宜なるかなで、一人でも欲しかったのだ。しかし、その私がネックとなって私のクラスメート百二十名の誰も入局して来ないとなれば、その痛手の方が大きいとみなしたのだろう。

教授が示した病院は、近くは神戸、遠くは和歌山と岡山のそれだった。私はためらわず至近の神戸を選んだ。

良きにつけ、悪しきにつけ、これが私の人生の最初のターニングポイントとなった。

「足の裏の飯粒」に煩悶する先輩たち

数日後、私の身許引受人になってくれるという神鋼（しんこう）病院の産婦人科部長中村先生にやはり教授室で引き合わされた。

中村先生は、年の頃四十代半ば、髭剃り跡が青々とした目もと涼しいにこやかな人物で、気が合いそうだった。

神鋼病院（正式には神戸製鋼所病院）は、その名が示すとおり企業関連病院で、近くには製鋼所があり、溶鉱炉から出る煤煙が一日中立ち昇り、窓を開ければ異臭が鼻を突いた。朝方駐車場に置いた車の屋根は、夕刻病院を退出する頃には赤茶色の煤（すす）に覆われ、指で拭（ぬぐ）うとべっとりと付く有様、公害問題が取り沙汰されていた尼崎ほどではないが、環境は劣悪だった。

病院は京大出身者が大多数を占めていたが、神戸大その他の出身の医師もわずかながらいた。

産婦人科は私の上に三人の医者がいた。部長と私を除く二人は他学出身者だった。私のすぐ上の医者は十歳も年長だったが、肩書はついていなかった。しかし、有能な人で、見立てもよく、手術の腕も確かだったから、患者の受けは部長をしのぐほどだった。

この人が、ある時、悩ましげな顔で、

「博士号を、君はどう思いますか？」

と切り出した。

「部長は取らにゃいかんと言ってテーマをよこしてくれるが、真面目にやる気になれんのですよ。臨床医としてのウデと何の関係もないことに時間を費すのがもったいなくてね」

彼は熊本大出で、京大の産婦人科医局に入ったために外様の人間として関連病院に回されたらしい。九州男児らしいきっぷのよさの反面反骨精神も旺盛で、何が原因かよくわからなかったが、私の身許引受人である部長に食ってかかることが再々あった。

私は返事のしようがなかった。第一、博士号なるものがどういうものか、皆目知らなかったからである。

この人は私が研修医を終える頃に病院を辞め、開業してしまった。外来の主任看護婦だった気立てのよい独身の女性を引き抜いていった。別に男女の関係があったわけではない。彼女は彼のウデの良さと人間性に惹かれて第二の人生に踏みだす決意をしたものと思われた。

博士号をどう思うか？　同じ台詞（せりふ）を私は他の医者からも投げかけられた。

二人とも内科医である。一人は私より二年先輩の若い医者で、「博士号を取らなきゃならんが、頭痛の種ですよ」と、苦り切った顔で言った。

いま一人は十歳以上も年長で、ほっそりとして尖った顔つきをした、笑った顔が想像できない壮年の医者だった。とっつきにくい感じで、院内ですれ違ってもぷいと顔をそむけてしまう人だったから、患者にも不愛想極まりない態度で接しているのだろう、人間相手でなく、こういう人こそ基礎医学を専攻して顕微鏡をのぞくか試験管を振っている方がいいんじゃないかと思われた。

ある日、当直に当たっていた私は、時間外の急患に呼ばれて外来に馳せ、患者を診終わって医局に戻ってきたが、誰もいないかと思いきや、その内科医が自分の机の前で何やら雑誌を繙いていた。

私に気付くと、珍しく——というより、ほとんど初めて——話しかけてきた。そして放った一声が「博士号をどう思います？」だった。「さあ……」と首をかしげる私に、彼は自嘲的な苦笑を浮かべて言った。

「博士号なんて、足の裏の飯粒みたいなもんで、取らなくたってどうってことないんだが、取らないと気持ちが悪いんですよ」

うまいたとえだと思った。さしずめこんな問答がなされてきたのだろう。

「博士号と掛けて何と解く？」

「足の裏についた飯粒と解く」

「その心は？」

「取っても食えないが、取らないと気持ち悪い」

博士号を「足の裏の飯粒」にたとえることを思いついた先輩は、「飯粒」どころか、無給でボス（教授）の小間使いよろしく奔走して幾星霜、お駄賃として与えられるはずの博士号を待ち焦がれる重圧にいらだちながら、この揶揄にしてやったりとばかり、同僚たちに吹聴して回ったのだろう。

　この内科医の陰うつな顔は、親譲りのものかもしれないが、いい年をして――パッと見四十を過ぎているかと思われた――結婚もできないでいる――いや、※――させないでいるのは博士号の所為かしらとも思われた。
※噂によれば、世話好きな年増の看護婦がしきりに見合い話を持ってきているということだったが。

太陽が西から昇る

二年の研修を終えた時点で、いよいよ何科を専攻するか決めねばならなかった。産婦人科の医局に入局したことになっており、約十カ月間は産婦人科にとどまったものの、私の身許引受人になってくれた部長が福岡の小倉記念病院に転じてしまい、代わって神戸市民病院から新たに部長が赴任してきたが、遊び人で、およそアカデミックな雰囲気を持たない人物だったから、はなからウマが合わず、私は早々にこの人から逃れた。もともと循環器科を志していたから、転ずるなら内科のはずが、大学はまだ紛争の残り火がくすぶっていて入局できる状況ではなく、神鋼病院内に落ち着き先を求めるしかなかったが、内科の医者にはどうもなじめなかった。対照的に、婦人科の手術がない時にときどき見学させてもらっていた外科の雰囲気は明るく、惹かれるものがあった。アッペ（虫垂炎）の手術などを時折執刀させてもくれた。

産婦人科もメッサーザイテ（外科系）であり、新しく来た部長にことごとくたてついたことで外来診療の担当や手術からも外された私は、彼への対抗心で、メスをもって復讐したい一念に燃え、外科への転属を院長に申し出た。院長はすぐ外科部長に取り次いでくれたが、部長は婦人科の医者に根掘り葉掘り私のことを尋ねたあげく、君の評判ははなはだ宜しくない、ついては、即ウチで引き受けるわけにはいかないから三カ月間麻酔をやれ、その間の君の態度如何で転科の是非を検討させてもらう、と言った。

外科部長の大岡裁きに私は甘んじた。外科手術の麻酔に従事しながら、子宮と卵巣のみが手術対象の婦人科に比べて、腹腔内臓器全般に及ぶ外科は多彩で飽きることなく、やりがいがあるように思えた。

麻酔に真面目に取り組んだおかげで、三カ月後、晴れて外科への転科を認められ、残り一年の研修期間を外科で修めた。

これが二度目の人生の転機になった。内科以外の進路を考えたことのない人間が、気が付けば外科医の道に踏み出していたのだ。

「たとえ太陽が西から昇ってもあんたが外科医になることはないわね」

家庭科や図画工作の成績が芳しくない通知表を見て母はこう言ったものたったが……。

神鋼病院の外科医は六、七人いてほぼ全員が京大出身者で、母校の外科に入局、おそらく十年近くを下働きで過ごしてから野に下って来たものと思われた。しかし、全員がすでにお駄賃（博士号）をもらっていたのか、内科の医師たちのように博士号云々を口にすることは皆無だった。

多事多難な二年の研修期間をなんとかしのいで外科を専攻することに決めた私は、神鋼病院でそのまま外科医として勤める道が開かれていたが、ひょんなことからこの病院を去ることになった。琵琶湖の北西に位置し、大津から車で一時間の距離にある滋賀県高島郡高島町の町立高島病院に内科医として勤めている同期生から、一年先輩の若手の外科医が辞めて欠員が生じているから来ないか、と誘いがかかったのだ。外科は四十代半ばの部長と三十代後半の医長の二人だけになっているが、手術数は年間三百例を下らない、部長はレパートリーの広い人で、消化器はもとより、頭や泌尿器の手術もやってのける、と。

年間三百例は、外科医が六、七人いる神鋼病院とさして変わらない。神鋼病院は手術室が三つ四つあるから一日三件の手術があれば外科医は三手にわかれる。一人一件しか当たらないから、実質的には年間で経験できる手術は百件そこそこだ。しかし、高島病院では三人の外科医が一件ごとの手術につくということだから三倍経験できる。

魅力を感じたのはまずこの点だった。次いで惹かれたのは、病院が山紫水明、牧歌的な田園風景の中にあり、煤煙のくすぶる神鋼病院界隈とは空気のおいしさが断然違うことだった。

この高島病院に三年半勤めたが、博士号の話題が出たのは一度限りで、部長の話だった。ボスの研究テーマがＩＶＨ（中心静脈高カロリー輸液）で、そのデータと分析に携わった医局員数名にいっせいに博士号が与えられた、博士号なんてそんなもんだ、と、部長は笑いながら言った。神鋼病院の内科医や婦人科医の悩ましげな顔とは対照的だった。

私が高島病院を辞めた理由は、一つに、上司への不満、一つに、親しい同期生二人が大学に戻ってしまったことである。

手術の症例数はたしかに年間三百件そこそこあり、メジャーの手術は三人で行うのが常だったから、前述したように、神鋼病院時代とは比較にならない経験をさせてもらった。

気管内挿管を要するメジャーの手術は、医長と私が交代で挿管を行い、メスも医長と私が交代で執った。しかし、開腹までで、たとえば当時もっとも多かった胃切除術などでは、胃の大小網を胃壁から剥がして胃を裸にし、全摘の場合は食道と、部分切除の場合は残胃と十二指腸、または小腸とつなぐ操作は部長がイニシアチブを取って、医長と私はもっぱら糸結びに終始する。私としては、三度に一度でもいいから、最初から最後までイニシアチブを取ってやらせてもらいたかった。そうでなければ、本当の意味で手術全体の手順を会得できないように思われたのだ。

次に移る先のメドがついたところで私はこうした希望を部長に伝えた。しかし、それはできないと断られた。私の辞意はそれでほぼ固まった。

同期生が先に辞めたこともさりながら、院長も静岡の島田市民病院に移るよう大学から辞令を出されて転任、外科部長が新たに院長になったことも私の辞意に拍車をかけた。と、言うのも、内科医であった前院長は度量の大きな人で、私に何かと目をかけてくれ、大学から講師を呼んでの週に一度の循環器疾患の勉強会に出ることも許してくれ、外科部長よりも院長に理想の上司を見る思いだったからである。

この人は、私が青医連紛争の落とし子で、いわば一匹狼であることを心配してくれ、一度外科の教授に挨拶に出向いて入局手続きを取り、この病院にはそこから派遣されているという形にしてもらったらどうか、と、本来外科部長が提示してくれてよさそうなことを言ってくれもした。

内科系のみならず、外科系を志すに至った同期生たちも、あれほど荒らし回った母校の医局に一言の謝罪もせず入局していることを私は知っていた。私をスト破りと難じ、あくまで講義に出ようとするのを力ずくで阻止した連中だ。私は大学側についた裏切り者とみなされたが、結局は体よく大学から出され、地方に追いやられた。紛争が収まってしまえば、喉もと過ぎれば熱さ忘れるで、大学側も、誹謗中傷の限りを尽くして医局制度そのものを廃止せよと叫んで暴れ回った連中を、よく戻って来てくれたと、まるで新約聖書にある、放蕩息子を抱きしめて迎えいれた父親さながら、詫び状も求めずやすやすと受けいれたのである。

青医連の連中も大学の教授たちも節操を欠くことこの上ないというのが私の正直な思いであった。

母校の庇護を断つ——遠のく博士号

しかし、私が母校には二度と足を踏み入れまいと心に誓ったのは、次に勤めた長浜赤十字病院での葛藤の果てだった。そこに就職口を得たのは、やはり大学の同期生B君の手引きによった。部長はいい人で腕も立つから来ないか、との誘いを受けたのは、高島病院で新たに院長となった外科部長に談判に及ぶ直前のことで、その保険があったから、辞職覚悟で部長に談判できたのだった。

たしかに長浜日赤の原部長は太っ腹な人と見受けられた。しかし、反面、大ざっぱな人で、回診は術後の患者でも一日一回のみ、入院患者のカルテカンファレンスもなく、手術に際しては、誰が執刀し、第一助手や第二助手は誰々と決めることもなく、適当だった。同期生のB君がいた頃はまだしもだったが、彼は数カ月も経たぬうちに郷里の高知へ帰ってしまい、私は宙に浮いた存在となった。外科は原部長と私、それに、私より先に来ていた、三、四年下の若い医者KとMの四人となったが、部長と若い二人はいつもつるんでいて、手術が終わると、製薬会社のプロパーを連れ込んで部長の公舎で麻雀に興ずるのが常だった。

メジャーの手術はほとんど部長が執刀し、若い二人を助手につけたから、私は見学に回るしかなかった。

院内の内科医や近在の開業医からの紹介患者もすべて原部長に回る。私が執刀できるのは、週二日の外来担当日にピックアップした患者と、たまに呼吸器科の非常勤医が見つけて回してくれる肺癌や縦隔腫瘍の患者でしかなかった。

話はさかのぼるが、高島病院に着任した時、部長はこう言った。自分は胸や首の手術はできんから、それも手がけたいなら研修日を一日やるから大学病院なり、どこへなり行くがいい、と。私は喜んで母校の胸部外科に週一日通うことにした。前に、紛争中も構内の片隅にひっそりとたたずむ産婦人科病棟は、いかにもここは治外法権だ、といった観を呈していると書いたが、胸部外科病棟は、いわゆる本館から一区画離れた産婦人科病棟よりもさらに離れたところにあったから、ゲバ学生が押し寄せることもなく、彼らに知られずに臨床実習を受けることができた。そうして接した胸部外科医は、一種独特の雰囲気を持っていて、大らかで心休まるものを覚えた。

一日の研修日を胸部外科の手術見学とカンファレンスへの参加に当てることにしたのも、その時の印象が快かったからである。

長浜日赤に非常勤医として週に一度、結核病棟の回診、肺のX線フィルムの読影、さらには気管支鏡による検査などに来ていた私とほぼ同年輩の医者は、外科とともに胸部疾患研究所と銘打たれた建物の中に医局を置く「呼吸器内科」から派遣されていた。

研修日の午前中はもっぱら手術見学に費した。午後は、講師が担当している喀痰（かくたん）や胸水の細胞診の手ほどきを受け、さらには、本学の病理学教室に赴いて、解剖症例が出た時は京都から駆けつけてくれる若い病理医について、彼が持ち帰って作ってくれた臓器のプレパラートを顕微鏡でのぞくことに費した。

高島病院の三年半の間に二〇件の解剖をこの病理医とともに行い、その病理診断の記録を提出することで、ゼクトール（病理解剖医）の資格を得た。病理学を専攻する医者には必須のこの資格を、他科の医者が取ることはきわめて珍しかった。私がこのライセンスに挑戦したのは、外科を専攻すると決めたからで、常の手術だけでは人体の細かい構造を知りえないと思ったからである。医学部では専門課程に入ってすぐに屍体解剖実習が始まるが、卒業する頃にはきれいさっぱり忘れていて、外科医としての現場には何ら役立たなかった。私ばかりではなく、医学生のほとんどがそうであったろう。だから、医学生に必須とされる屍体解剖実習は、大いに考え直すべきで、私見を弄するなら、これは選択科目とし、臨床医を専攻すると決めた者に、卒後の研修医の間に履修させればよい。現に、生理学のある教授は、この解剖実習でつまずいて医学部をやめようかとさえ思い詰めたと、講義の始めにいきなりそんな逸話をもらした。しかり、生理学や生化学を専攻すると決めた者に、マクロの屍体解剖実習などは苦痛以外の何ものでもないだろう。

私が週一の研修日に病理学教室に赴くと、たまたま屍体解剖に遭遇することがあった。執刀していたのは無論病理医のゼクトールだったが、立ち会っていた見学者の中には、解剖を依頼した内科の主治医の他に、外科の医者もいて、「ちょっと確認したいところがありまして」と、熱心にメモを取っていた。その姿を見るにつけ、解剖実習は日頃メスを執っている外科医にとってこそ役立つもので、それが本来の意義であろうと思われた。

だが、外科医がそうして解剖を見にくることはきわめて稀で、たいがいは内科医が立ち会っている。「内科」「外科」という名称は逆のように思われる。内科医は体の内に隠れた内臓を見ることはなく、体表面を目で見、手で触り、あるいは聴診器を当てて内なる内臓の病変を外から探るのだから「外科」というべきで、外科医は内臓を直接目で視、手で触って切ったり貼ったりするのだから「内科」と称すべきではあるまいか？

とまれ、内なる臓器がどうなったために患者を死へと追いやったのか、内臓の病変を肉眼で捉えられない内科医は、その死因を探りたい、知って後学に付したいと願い、臨終の哀しみに浸っている遺族に屍体解剖を申し出る。遺体を傷つけるなどもってのほかと考える田舎では、遺族を承諾させることは容易ではない。よほど故人の死因に納得がいかなければ別だが、二つ返事でＯＫされることはまずない。

東大の内科教授として盛名をはせた沖中さんは、必ず解剖を家人に申し出るようにと、医局員に訓令した。

「君らが主治医として誠心誠意尽くしたなら、遺族は決して否とは言わないはずだ」

かくして沖中内科の解剖率はほぼ百パーセントに昇ったという。

年間に一定の病理解剖数をこなすことで「内科教育指定病院」の認可が得られるようになり、主だった病院は気鋭の内科医獲得のために競ってこの認可を取った。それには、年間二十件以上の解剖をこなしていること、病理解剖医が常駐していることが最低条件だった。

長浜日赤は精神病棟や結核病棟も併せ持っていて、ベッド数四五〇床、滋賀県下で、大津日赤に次ぐ威容を誇っており、当然「教育指定病院」だと思ったが、解剖は年に一、二件あるだけで、その資格を取っていなかった。私に一年ほど遅れて大学の同期生が赴任してきたが、若い内科医はそれまで皆無で、内科の常勤医は四十代後半の医者が二人いるだけだった。

私は院長に掛け合い、これだけのベッド数を誇りながら教育指定病院の資格を欠くのは病院の沽券（こけん）にかかわると思われる、私は幸いゼクトールの資格を得たから大学からわざわざ病理医を呼ばなくても解剖はできるし、検査部内に病理をもっぱらとする検査士もいるのだから、それを活用しない手はないだろう、どうか内科医にもっと解剖の件数を増やすよう発破をかけてほしい、と進言した。院長は整形外科医だったが、山口大学で助教授まで務めた人だけに物分かりがよかった。さっそく私の進言通りの訓令を院長名で出してくれた。おりしも一つの難問を抱えていることも院長の背を押した。

検査部門は病理細菌と生化学の二つに分かれていたが、どういうわけか両部門のチーフは仲が悪く、それぞれが苦情を院長にもらしていたようだ。院長は適当に聞き流していたようだが、自分が買っている方の、病理細菌部門のチーフ松下さんが辞意を表明してきたから慌てふためき、思いとどまるよう説得にこれ努めていた。しかし、松下君の意志は固いようだ、非常勤で隔週に京大から病理診断に来ている武田先生に大学の病理部へ移りたい旨もらしているらしい、君を検査室の責任者に任命するから、なんとか彼を引き止めてくれないか、と言う。

私はさっそく松下さんと膝を交え、その不満とするところを聞き出した。生化学部門の塚本チーフとそりが合わないことも訴えたが、何より物足らないのは解剖が皆無に近く、自分が本当にやりたい病理診断の機会が少ないことだと松下さんは言った。私は得たりや応とばかり、院長がお触れを出してくれたから、いよいよ解剖は増えてくるだろう、そうなったら、大学病院が定期的に内外の医者に呼びかけて行なっているＣＰＣ（Clinico Pathological Conference 臨床病理検討会）を開催しようと思っている、それには武田先生や松下さんの協力が欠かせない、と説得、二時間ほどのやりとりが終わった時には、わかりました、先生を信じて、まずは一年間、成り行きを見させてもらいます、と、辞意を棚上げしてくれた。

私はこの約束を果たした。内科医が協力してくれたこともあって、解剖件数は徐々に増えていき、半年後には最初のＣＰＣを開くことができた。私はこれを院内行事にとどめず、外部の医師たちにも呼びかけて参加を求めた。他病院の勤務医や近在の開業医にも案内を出した。

ＣＰＣは大盛況で、武田、松下両氏は最終診断を下す立場だから大いに張り切ってくれた。

一年後、解剖数は二十件に達し、長浜日赤は遅まきながら教育指定病院に認定された。

松下さんは完全に辞表を撤回した。院長のみならず、内科部長の一人で副院長を兼ねていた杉本先生も私の一連の活動を高く評価してくれ、「君の当院への貢献度は並々ならぬものがある」と言ってくれた。

だが、一方で私は苦悶していた。肝心の外科の内部で孤立していたからである。原部長が私に患者を回さなかったのは、私が胸部外科の患者を一手に引き受けていたためでもある。もっとも、私の力量でこなせるのは縦隔腫瘍くらいに限られていて、肺癌に対する肺切除術になると大学の胸部外科から助教授なり教授に来てもらった。無論部長の了解を得てのことだが、私が最初に助教授を引き合わせた時の部長の態度はよそよそしいもので、ご苦労様のねぎらいくらい言ってくれると思ったが、「まだ若いじゃないの」と目も合わさずに切り出したのには驚きと失望を禁じえなかった。

肺癌の手術は教授か助教授が執刀して私が助手を務めたからまだしも、私が外来でピックアップした腹部外科の手術には、部長は助手をつけてくれなかった。やむなく看護婦を前立ちにするほかなかったが、看護婦は「なんで私が前立ちをしなきゃなんないの」と文句たらたらで不愉快この上なかった。

日赤には労働組合があり、看護婦の中には組合活動を熱心に行なっている者もいた。彼女たちはことのほか自分たちの権利を主張し、時間外労働を嫌い、仕事は少しでも楽なほうがいいというムードを漂わせていた。

病棟婦長からして面倒なことを嫌った。術後の患者の酸素をテントにするか鼻カテにするか尋ねてくれるまではいいが、テントでというと嫌な顔をし、「テントなんて効きゃへんがな」と耳を疑う応答をした。それを捨て台詞にさっさと踵を返したから、頭に来た私は追っかけていって、「なんという言い草だ！　それが婦長たる者の口にすることか、酸素テントが鼻カテに劣るという証拠を示せ！」と一喝、足蹴りを食らわせたこともある。

外科部長は術後の患者も翌日一回回診するだけだが、私は研修医の時から朝晩二回は患者のベッドサイドに行くよう叩き込まれていたから、日赤病院でもその通りにした。患者と身内は喜んでくれたが、夜勤の看護婦たちはこれを嫌った。外科病棟のナースステーションには畳の間があって看護婦は仮眠を取れるようになっていたが、私が包交に行きたいから回診台を引いてついてくれるよう求める時間帯には、たいてい彼女たちは座り込んで談笑しているのが常だった。おしゃべりで興に乗ったところへ水をさされた思いがするのだろう、大鐘先生は独身で暇を持て余しているから夜でもちょこちょこ病棟にやってきて私たちに余計な仕事を言いつける、などと言いふらすようになった。

このままではもうここに長居はできないと思った私は、意を決して原部長や若い連中が籍を置く母校第二外科の戸部教授にあてて手紙をしたためた。部長が私に患者を回そうとしないこと、カルテカンファレンスもなく、回診は一日一回、看護婦もそれがあたりまえと思って二度三度と診に行く私を煙たがっていること、術後は若い連中にプロパーをまじえて麻雀に興じ、時間をおいて手術患者を診に行くことはないこと、私の外来担当の日をねらって部長は早々と回診を終え、若い連中を引き連れて昼前からゴルフの打ちっ放しに行ってしまうこと、等を綿々と綴(つづ)った。

若い連中の中には私学の大阪医大出身の整形外科医Hが加わっていた。これがとんでもない遊び人で、夜な夜な手術室の若い看護婦たちを引き連れて長浜駅界隈の歓楽街に繰り出していた。卒後まだ三、四年、ろくな研修をしてこなかったくせに、上司の指導を仰ごうとせず、ギブスなども我流の巻き方をしていた。

必要もない骨のX線写真を撮り、「博士号の資料に供するため」とうそぶいていた。整形の部長も持て余しぎみだったが、大学に助っ人を送ってほしいと頼み込んだ手前、好ましくない男だからとすぐに突き返すことはできなかったのだろう、見て見ぬふりをしていた。同世代ということもあってか、このHは外科の若い連中KやMとつるむようになって部長を持ち上げ、肺癌の手術患者も部長を立ててまずは部長に回すべきだと私への批判を始めた。

それやこれやの不満が限界に達しての教授への直訴だった。

戸部教授は当時虫垂炎の原因にウイルス説を唱えて脚光を浴びていた。ウイルスは電子顕微鏡でなければ見えない。消化器に炎症をもたらすものは大腸菌を筆頭とする細菌であるというのが定説で、病理組織検査や細菌の同定検査にしても、光学顕微鏡や肉眼で捉えられる培地を用いてなされるものだったから、電子顕微鏡で虫垂組織を見てみようなどという発想はまずなかった。外科医はおろか、病理医もそんなことは思いつかなかっただろう。

戸部さんは臨床よりも基礎医学に向いた頭脳の持主と思われた。もう一方の第二外科教授の日笠さんも、外科医は手術が主たる仕事ではない、研究もおろそかにしないことが肝要である、と学内の機関誌に書いていた。

一代前は本庄、木村の両教授が並び立っており、本庄さんは本邦で初めて膵臓の全摘除術をやってのけ、「おーい、インシュリンだ、インシュリンを持ってこい！」と叫んだという逸話が残されている。膵臓を全部取ってしまえばインシュリンを製造する内分泌器官ラングハンス島が失われるから、即重症の糖尿病に陥るのである。

木村教授は心臓の手術を手がけ、その方面の国手とみなされていた。しかし、戸部、日笠の両教授は先人が築いたものの後継者にならなかった。

日赤病院の外科が京大出身の医者で占められていると知ったある患者が、胃癌を発見され、手術を受けなければならないと告げられた時、部長をさしおいて、執刀は大学の先生（教授）にお願いしたい、と申し出た。嫌とは言えず、部長はその旨を大学に伝えた。

当日やってきたのは戸部さんではなく日笠教授だった。先代の木村教授が手がけていた心臓の手術には手を染めず、二人とも、本庄さんが手がけていた消化器系の手術をレパートリーにしていたのだ。

日笠教授は小柄だがなかなか風采の良い紳士だった。小さな手は器用に動いたが、その手術は完壁とは言えなかった。癌の手術は主病巣を含め周囲のリンパ節も一括して（en bloc）取るものでなければならないが、日笠さんは胃をまず切除してから別個に、二、三のリンパ節を胃の大網から摘みとっただけで手術を終えた。いわゆるstrawberry picking（イチゴ畑からイチゴを摘みとる）と練達の外科医には揶揄されるもので、およそ系統だった手術ではなく、リンパ節に転移があれば取り残しが懸念されるものだった。私が定期購読していた「手術」という、当時では最先端の手術法を取り上げている月刊誌を繙（ひもと）くと、関西では京都府立大の外科が胃癌の手術にかけては秀でており、しきりにen bloc手術のやり方を書いていた。私はその手術法を会得しなければと思ったが、当時まだ胃癌は珍しく、胃切除術といえば胃潰瘍か十二指腸潰瘍に対するものがもっぱらで、たまに内科から回ってくる胃癌症例はことごとく部長が主治医となって執刀し、助手には例の若い連中をつけるので、私は指をくわえて見学に回るほかなかった。

患者の身内のたっての願いで日笠さんが手術に来た頃には、部長はすでに何例も系統だったen bloc手術を手がけていたから、日笠さんの手術を見たKやMは、「先生の方がよほど進歩した手術を手がけるのに！」と部長を持ち上げ、部長も留飲を下げていたが、その点では私も異論がなかった。口惜しいのは、部長が相変わらず私に執刀のチャンスを与えてくれないことだった。

手紙に対する戸部教授の返事やいかに、と一日千秋の思いで待ちかまえていた私に戸部さんから電話がかかってきたのは、手紙を出して数日後たった。いついつの夕方なら空いているから教授室に来るようにとのことだった。

その日、私は満を持して京大に出かけた。

「いやあ、君の手紙を読んで、原君を見損なったよ」

開口一番、戸部さんはこう言った。

「もう少しちゃんとした男だと思ったけれどね」

この人は頼りがいがあると思った。話のわかる人だ、とも。

だが、戸部さんが提示した解決策は、期待に反するものだった。私としては、君の悩みはもっともだ、原君に君の意向を伝え、善処するように申し伝えよう、と言ってくれるものと思い込んでいたが、戸部さんは私の思いもかけないことを口にしたのだ。

「私もね、京都バプテスト病院にしばらくいたことがあったが、病院のムードが合わなくて、手術を手がけるのも嫌になった。で、もっぱら検査室に逃れ、電顕をいじるようになった。それが虫垂にウイルスを発見する僥倖につながった。君も、原君とは距離を置くか、いっそ、長浜日赤から身を引いて大学へ戻ってきたらどうだ」

私にとって病院の検査室は居心地がよかったし、細胞診指導医の資格を取るために顕微鏡をのぞくのは日常茶飯で、その時間ばかりは日頃の憂さを忘れることができたが、あくまで外科医として大成することが窮極の目的であり、検査室に唯一の慰めを得ているのはもとより本意とするところではなかった。私は戸部さんに、原部長に対して、こう忠告してほしかったのだ。大鐘は君の指導を仰ぐことを拒んでいるわけではないから、彼に執刀や君の助手につく機会をもっと与えてやりなさい、カルテカンファレンスもきちんと開きなさい、若い連中を引き連れて勤務時間内にゴルフの打ちっ放しに行くなどもってのほか、術後は数時間後には患者を診に行くべきところを、雀卓を囲む、それも製薬会社のプロパーをまじえるなどこれまた言語道断、外科部長として模範的な上司像を示すべく己を律したまえ、等々。

　大学へ戻ることは、はなから考えられなかった。別にそれと意識したこともなかったが、青医連運動に抗ってあくまで講義に出ようとした私は、既述したように、大学擁護派のスト破りとのレッテルをはられた。教授たちも私の反骨ぶりを評価してくれ、学生部長だった病理学の緑川教授はある日私をねぎらいたいと言ってとあるレストランへ誘った。癌の講義でその原因の一つに「刺激説」があり、東大の病理の山極勝三郎が来る日も来る日も兎(うさぎ)の耳にコールタールをすり込んで苦節数年、ついに癌を生ぜしめたことで実証できたと喜んだが私はこの「刺激説」を信じない、もし刺激によって癌が発生するなら、陰茎や膣にこそもっとも癌が多発するはずだ、などと卑猥なことを言ってのけて学生の失笑を買ったりする人だったから、私はあまり気乗りがしなかったが、「君の勇気は表彰もんだ、今日は私におごらせてくれ」と強引に四条河原町あたりのレストランに連れて行かれた。

私がどうして青医連に抗っているかなど問いただしてはくれず、他愛のない四方山話のあげく、プライベートな話に及んだ。「僕の女房はいい奴なんだけどねえ、どうしても他の女に惹かれてしまうんだ」などと、愛人がいることを仄めかしたりした。居心地の悪いことこの上なかった。

卒業式が翌日に迫った日、私はまた緑川さんに呼ばれた。病理学のもう一人の教授で医学部長の岡本先生が同席していた。岡本さんはより学者らしい人で、組織標本の染色法をいくつか編み出していたが、そのなかには教授の名が冠されたものもあった。

「青医連の連中は卒業式もボイコットに出ると言っとるが、私としては卒業試験をきちんと受けた者を卒業させないわけにはいかない。式にも当然出る権利がある。卒業予定者は君を含め四名だが、君が代表として、式典の会場で卒業証書を受け取ってほしい。ついては、証書の受け取り方を伝授しなければと思って来てもらった」

岡本教授はこう前置きして、証書を受け取るために前に進み出ることから始まり、受け取って席に戻るまでの作法を繰り返し伝授してくれた。小中高を通じて卒業式の総代になったことはなかったから、たとえ四名の卒業者でも、代表として証書を受け取る栄に浴し得ることは多少なりと心躍ることであった。

しかし、この予行演習も徒労に帰した。翌朝、私は定刻より一時間も早く、卒業式の行われる本学の時計台下の講堂に向かったが、正門はおろか、通用門もすでにストを先導していた同期生が数名ずつスクラムを組んで立ちはだかり、いかに突破しようとしても多勢に無勢、はね返されるばかりだった。

やむなく医学部構内の学生事務所に赴いて卒業証書を受け取った。有終の美を飾れなかった口惜しさを、その後久しくかみしめた。

青医連運動は学生運動を本職にしている革マル派とか何とか派といった連中に体よく利用され、セクト争いに巻き込まれた。首謀者たちは命を脅かされる修羅場にも遭遇したらしい。京都にいては危いというので他県に逃れ、そのまま帰ってこなかった者もいた。卒業式の日に私の前に立ちはだかった男などはその一人で、彼は九州の阿蘇山の麓まで逃れ、結局そこに居ついて診療所を開いた。彼は彼なりに青医連が掲げたイデオロギーに殉じて筋を通したわけで、天晴れといえる。

数年前、日本医師会が設けている「赤ひげ大賞」の三名の受賞者の中に彼の名を見出した。僻地に根付き、地域医療に多大な貢献をしたとみなされる医者に贈られる賞である。

余談が長くなった。長浜日赤での部長との確執を私が本学の戸部教授に訴えたのは、戸部さんがクリスチャンと聞き及んでいたこともあった。私も母の感化で幼き日から教会に通い、二十歳で洗礼も受けた。京都に来て大学の近くの教会に通い出したが、そこで一浪して京大の農学部に入ったという青年と懇意になった。彼は、自分が京大に来たのも教会に通っているのも兄の影響です、と言った。その兄というのが、当時はまだ助手か講師だった戸部さんだった。

短い付き合いだったが爽やかな印象を残してくれた青年のことを思い出し、手紙にも彼のことを書いたのだったが、結局は、戻るべくもなかった大学へ帰ってきたらどうか、の一言で片づけられた。

戸部さんを訪ねた数日後、X線技師で技師長に次ぐナンバー2の男が、やや殺気立った面持ちで話しかけてきた。日赤は組合運動が盛んで、待遇改善やボーナスの支給額をめぐって診療ボイコットという実力行使にしばしば及んだが、彼は組合のリーダーとして運動の先頭に立っていた。さては私が着任して二年目の年に、共産党から市会議員に立候補した。外科部長の原先生も応援してくれています、というのが宣伝カーでのキャッチフレーズだった。それかあらぬか、首尾よく当選を果たしたが、

「奴さんは政治運動にかまけて仕事はさっぱりや。ちょくちょくさぼるんでこっちに皺寄せがきて叶わん。そのくせ、態度がでかい」

と、上司の技師長はぼやいていた。共産党嫌いも手伝っているように思われたが、たしかに、議員になってから彼の態度が尊大になった印象を受けていた。私は共産党とも、組合活動をしている看護婦たちともそりが合わないものを覚えていたが、この技師の印象は当初は悪くなかった。愛想良く、院内ですれ違えば丁寧に会釈もしてくれたからである。しかし、技師長ならずとも、私の目にも、市会議員になってからの彼は頭の下げ具合が以前と変わってきたように思われた。

やがて、信じられない横柄な態度に出た。私が外来で見つけ、当然ながら主治医にもなり、久々に手術ができるとほくそ笑んでいた患者の件で話があると言ってきたのだ。

「その患者は、私の知り合いの者で、本人からは言い出しにくいだろうから私が代弁させてもらいますが、主治医を原先生に代わってもらえませんか?」

有無を言わせぬ高飛車な物言いが頭に来た。普通なら、「誠に申し上げにくいんですが、お気を悪くなさらないでください」と、まずは下手に出るべきだろう。頭を下げることもなく、ふんぞり返っている。癪なことこの上ないが、私が嫌だと言って引き下がる相手ではないだろう。患者が私に不信を覚えて彼に頼み込んだとは思えない。技師が患者にけしかけたのだろう。

この男が、これに先立つこと数日、院内ですれ違った私を呼び止めて、いきなりこう切り出した。

「先生は、京大の戸部教授に、原部長の悪口を書いた手紙を送りつけたそうですね?」

耳を疑った。なぜ一介のX線技師がそんなことを知っているのだ？

「悪口じゃない、ありのままを書いただけだが……どこからそんなことを……？」

私はしどろもどろの体で返した。

「その手紙、戸部教授がK先生に見せ、K先生が持ち帰ってますから、院内に出回っていますよ」

Kは部長にぞっこんの男だ。部長もまたこの男を猫かわいがりしていた。

好かない男だった。コンパの席で羽目をはずすのが常で、どさくさに紛れて若い看護婦を押し倒し、下着の下に手を入れようとしたことがあった。それを部長は咎めずニヤニヤして流し見ている。見かねて私がKの手を押さえ、さらなる破廉恥な行為に及ぶのを食いとめる。Kは彼女にのしかかって唇も押しつけている。女の方はキュッと唇を結んで抵抗を示しているにもかかわらず。酒が入ってのこととはいえ、看過できぬ痴態だ。

Kはまた医局のコンパで突如裸踊りを始め、若いのに脂がついてくすんだ醜い体をさらけ出した。小児科の中年の女医が「厭っ！」と叫んで顔を覆い、泣き出した。独身で、明眸皓歯の人だった。潔癖症の彼女には、醜悪な男の肉体など正視に耐えなかったのだろう。何よりも、医者ともあろう者が、目の前でそうした下品な痴態に及ぶこと自体が耐え難かったのだ。だが部長は「俺が女だったらK君に惚れただろう」などと言って私をあきれさせた。

まさか私の私信を教授がKごときに手渡すとは夢にも思わなかったから、私は戸部さんの裏切り行為に心底怒りを覚え、母校には二度と戻るまいと決意した。

戸部さんは、十年後、思いもよらぬ形で私の足元をすくうような行為に及ぶのだが、そのことは本題から外れるので書かないことにする。

とまれ、そんな一件も含めて、私はますます外科の中で孤立した。毎日が針のムシロに座らされているようで息苦しく、耐え難いまでになった。

思い余って、私は院長に辞意を伝えた。気心の合う人だったし、解剖を積極的にして病院を教育指定病院に昇格させたこと等で私を高く買ってくれていたからだろう、慰留にこれ努めてくれた。

「君は第二外科をつくって胸部の手術をもっぱらにしたらどうだ。俺がアシストをやってやるよ」

とまで言ってくれた。ありがたかったが、開胸して扱うのは肺だけの胸部外科にはもうひとつなじめなかった。私はあくまで腹部外科を主体にしたかった。

内科部長の大田先生にも相談した。彼は外科部長とほぼ同年代で、出自が地元長浜、大学は京都府立大、専攻は消化器で、外科に回してくれる患者はたいてい彼が主治医だった。眉目秀麗で性格も穏やかだったから患者の絶大な信頼を得て、彼の外来診察日はいつも午後二時過ぎまで及び、夕刻回診を終えて帰宅するのは七時過ぎだった。

院内のゴルフコンペには常連として参加し、外科の原部長とも懇意にしていたから、私の訴えは軽くいなされるだろうと思いながら、ひとこと言わずにはおれなかった。

案に相違して、大田先生は親身になって耳を傾けてくれた。原さんに回せば平等に患者を振り分けてくれるだろうと思っていた、あなたがそんな風に干されているなんて夢にも思わなかった、申し訳なかった、これからはあなたにも私から直接患者を回すようにするから、辞職は思いとどまってくれないか、と言ってくれた。

望外の言葉に、なぜもっと早く相談しなかったのかと悔いた。

私は原部長に張り合う気はさらさらなかった。原さんが平等に患者を振り分けてくれ、原さんが執刀する時はK、Mばかりでなく私を助手につけてくれ、私が執刀する時は前に立って指導してくれればいいのであり、私が戸部さんに期待したのも、戸部さんの口から原部長にその旨言ってくれることにほかならなかった。十五、六年も年少の私が、原さんに勝てるはずはなかったのだ。

内科の大田部長が私に患者を回してくれたとしても、私はKやMを助手につけたくはなかった。原さんに前に立ってもらいたいと思った。

ある日、私は勇を鼓して原さんに談判に及び、腹に蓄えていたこうした思いを洗いざらいぶちまけた。原さんは、分かった、と言ってくれた。

ある転機がもたらされなかったら、院長や大田部長の温情にほだされたこともあり、私は長浜日赤にとどまったかもしれない。

転身――母校と訣別する

ある転機――それは、ひょんなことから私にK、Mとは違う部下ができたことが発端であった。

その男高野君は金沢大学医学部を出て上京、慈恵医大の精神科に入局したが、あるキリスト教系の団体に所属したことから、その団体が海外に医師を派遣して国際交流を深めることに意を注いでいることを知り、自分もその一員になりたい、ひいては、精神科ではなく外科的な手技も学びたいと言って、私に弟子入りを志願してきたのだった。彼を紹介してきたのは私と同年の小林という男で、鳥取大学を出て東大の生化学教室に入り、癌治療薬の研究に従事していた。

小林君とのつながりは、大学卒業の年、一年をかけて書き上げた処女作「罪ある人々」がもたらした。高島病院に就職して多少の貯蓄ができた段階でこれを自費出版したが、その小説を、小林君は京都のある書店で見つけて読んでくれたのだった。「いたく感銘を受けた、ひいては一度会いたい」と手紙をくれたのである。

その小説は、瀬戸内の長島のハンセン病（ライ病）療養所を舞台にしたもので、京大の皮膚科ライ研究所に学んだ若い医師が、理想と現実の相克に悶える姿を描いたものだった。話題にもならなかったが、読んでくれた人たちからは、望外の感想が寄せられた。高島病院の同僚の妻は「すべてを失っても、この本があることできっと救われると思います」と書いてくれたし、旅先で一度限り出会ったことがきっかけで後日この「罪ある人々」を贈った女性は、「御本を花嫁衣装に入れてお嫁に行きます。ヒロインの二の宮愛子は永遠の理想の女性です」と書き送ってくれた。ある若い女性の読者は「二の宮愛子は実在の方でしょうか？　もしそうなら、お会いしたいです」と手紙をくれた。

小林君は、高野君と同じキリスト教系の団体に属していて、その教祖こそ再臨のキリストであり救世主であると信じていた。誰かにこの教祖の波乱万丈の人生を綴ってもらい、それを広く世に知らしめたいと思っていたが、「罪ある人々」を読んで、キリスト教を深く理解しているこの作者こそそれにふさわしい人物だ、と直感したという。　小林君も高野君も、頭に「クソ」がつくくらい真面目な人間で好感が持てた。

高野君を受け入れることを、原部長も承認してくれた。私としても、露骨に文句を言いながら助手に立つ嫌味な看護婦の代わりに高野君を助手につけることができ、いくらか気持が楽になった。内科の大田部長も私に患者を回してくれるようになった。

そうして数カ月が過ぎたある日、高野君がひょんな話を持ち出した。兄貴分の小林先生からぜひ私に伝えてくれと言われて、と前置きして、小林君たちが当直のアルバイトに赴いている梅津医院が西川口にある、院長の梅津ドクターは東京女子医大消化器病センターで外科修練士として六年の研鑽を積んだあと同期生三人と大宮の西口に六十八床の病院を創設、その界隈唯一の外科病院と銘打って、女子医大消化器病センター長中山恒明氏にテープカットしてもらって華々しくオープンしたものの、ややにして内部分裂、一人去り二人去り、ついには梅津医師のみが残ったが、彼も西川口で開業してしまい、理事長として籍を置いているのみ、今は内科の常勤医が雇われ院長として一人いるだけで、当直は大学からアルバイトで来てもらっている、職員は大分辞めたがそれでも三十人ほどは残っている、病床は半分ほど埋まっていて、外来患者は一日七十人程度、一カ月の収益は二千四、五百万円でかつかつ、ボーナスもほんのわずかしか出せない状況だから、このままでは病院を維持することは難しい、もう一度外科病院として復活できなければ廃院にすることも覚悟している、と梅津さんは悲愴な覚悟でいる云々——。

「どうですか、先生、思い切ってその病院へ行きませんか？　先生が行くなら僕はもちろん、東京の病院に勤めている内科医の友人も一緒に行くと言ってくれてますが」

と高野君。渡りに船の思いだった。ここにいても私は原部長の下でナンバー2のままだ。私のコンセプト、医療観で事が運ぶことはない。たとえば、癌の告知。その是非が論じられるまでもなく、癌は「死に至る病」であり、告知すれば患者は絶望のあまり自殺しかねない、だから告知はタブーとすべし、という固定観念が金科玉条のごとく医療界を席巻していた。

医者も看護婦も、癌患者のいる病室は敷居が高いと感じている。なんとか敷居をまたいでベッドサイドに行っても、患者から猜疑の目を投げかけられたり、胃癌を胃潰瘍と偽っている患者に、「潰瘍ならもうそろそろ治ってもよさそうなのに、一向に食欲は出ないしだんだん痩せてきている。僕の病気は、潰瘍じゃなくて本当は癌なんだろう？」と問い詰められたりすると、敷居はますます高くなり、ぱぱぱっと一方的にしゃべってさっさと踵を返すことになりかねない。

実際、日赤病院でも癌は秘匿事項とされ、患者と医療スタッフは虚々実々、狐と狸の化かし合いを演じていた。癌患者はろくすっぽ医師や看護婦に診てもらえず、他の患者が回復して退院していくのを指をくわえて見ているだけだ。胃癌を難治性の潰瘍と偽りの病名を告げられた患者はもっとも悲惨だった。そのうちそのうちとお為ごかしの慰めにいちるの望みを抱き、それにしては一向に食欲が湧かずみるみる痩せこけていくことに疑問を覚え出し、医者や看護婦の口を割らせてなんとか本当のことを吐かせようとあの手この手を思い巡らす。一番標的になるのが新人の看護婦で、「僕は、本当は癌なんだろうけど、皆、隠して言ってくれないよね。僕がショックを受けて自殺しかねないと思うからだろうね」などと鎌をかけられる。

「私、知りません。先生に聞いてください」

と看護婦は顔を赤らめ逃げるように病室を出て行ってしまう。

（やっぱり！）

と、そのうろたえた様子に患者は悟るのだが、その頃には時すでに遅しで、癌はのっぴきならぬまでに彼の肉体を蝕んでいるのだ。

家族も問い詰められるのが恐いから腫れ物に触るように恐る恐る付き添っているだけで、死を前提にした諸々の整理のこと、病人が最後に何をしたいかも聞き出せず、お互いに悶々として徒らに日を送るばかりだ。

患者には事実を知らせるべきだ、医者はそれに対してこれこれの治療法——何もしないことも含めて——があるといくつかの選択肢を示すだけでいいのではないか。本来病気は患者のものである。不治の病だからといってそれを隠しとおす権利は、第三者であり、あくまで他人である医者にはないはずだ。事実を告げてこそ、腹を割った対話ができるのであり、高い敷居も低くなるはずである。

こうした考えから、自分のコンセプトに則った医療をしたい、それには自分がトップに立たなければ駄目だ、との思いが募っていた。そんな矢先の高野君の誘いに、（チャンス到来！）と思ったのだ。

一日、上京して、そのN病院を下見に出かけた。それまで勤めた母校の関連病院とは月とスッポン、病院は三階建てながら小さく、いかにも安普請と思わせる、のっぺりとした長方形のコンクリート造りの建物だった。

中に入ってさらに驚いた。狭く、天井が低い。手術室は看護婦詰所に隣接していて、床は灰色のコンクリートで寒々としている。更衣室はなく、看護婦詰所の一隅にある三畳間くらいの畳敷きの休憩室で手術衣に着換え、手術室と詰所の間に申し訳程度に設けられている、これもうなぎの寝床みたいに狭い手洗い場へ詰所をよぎって行くのだという。

院長室なるものはなく、医局と当直室が一緒くたになった六畳間くらいの部屋が院長室も兼ねている由。

何もかもが、これまで勤めてきた病院とは雲泥の違いで、(やれやれ!)という感じだが、病院の周りはと見ると、田畑が広がり、建物と同じ三百坪ほどの庭があって、職員は昼休みにバレーボールを楽しんでいるという。

高野君とともに勤めてくれるという内科医の池村君は沖縄の出身で、新潟大医学部を出ており、内科医としての臨床経験は浅いが、見るからに人柄のよさそうな好青年で、うまくやって行けそうな気がした。

この個人病院の責を担うということは、完全に母校の庇護を断つことになる。唯一経営者として残っている梅津医師は日本の消化器外科のメッカ東京女子医大の練士だったと聞いたから、私は彼に、総帥中山恒明先生に紹介状を書いてもらえるかと打診した。手術見学をしたいから、と。梅津氏いわく、中山先生はもう高齢で手術はほとんど手がけていない、センターでメスをふるっているのはその門下生の教授たちで、中でも、中山恒明をしのぐとまで言われているのは膵臓の手術をもっぱらにしている羽生富士夫教授だから、彼にあてて紹介状を書くよ、と。

後戻りする気はなかった。出かかった船の勢いで、私は母校と縁を断ち、新天新地で新しいスタートを切ることを決意した。

昭和五十二（一九七七）年三月、雪の降りしきる長浜をあとに、私は勇躍箱根の山を越えた。住まいは小林君が探してくれていた。N病院に自転車で数分のところだった。

着任してしばらく経ったある日、事務長が悩ましい顔で「ご相談が」と言ってきた。何事かといぶかる私に、「実は当院は建設時に地元医師会の反対を受けたんですが、それを強引に押し切って開院に踏み切ったので大宮医師会に入れてもらえないまま今日に至っているのです」と切り出した。

大宮の東口にはベッド数八百を誇る日赤病院や、医師会病院、その他二、三の私立病院があるが、西口方面には皆無、その代わり開業医が十数名いるという。その立地条件の良さにつけ込んで地元の不動産業者の土地を借り受けてＮ病院を建てたが、個人商店が散在する中にスーパーが建つようなものだから、開業医どうしで客（患者）を奪い合っているのに、病院ができたらますます患者を取られかねないと、こういう時ばかりは医師会は結束を固めて反対する。そうしたあつれきの典型的な例は、数年来徳田虎雄の徳洲会病院と地元の医師会の間で展開されている騒動だ。開業医は保険点数制度の盲点を衝いて水増し請求に走り荒稼ぎをしている金の亡者、そのくせ、夜中の急患には寝たふりをして起きてこず病院任せ、楽をきめ込んでいる、と誹謗、私の徳洲会病院は二十四時間オープン、三六五日無休で診察を行うと公言、その画期的、斬新なアピールは国民に訴えるものがあったのだろう、地元の医師会からは軒並みボイコットを食らったが、徳洲会病院は地域住民の支持を楯（たて）に次々と新病院を建設していた。

「医師会に入らないと、予防接種や健康診断等の地域に融け込んだ活動ができませんし、若い看護婦を病院で育てることもできないのです。医師会は准看や高看の看護学校を持っているので、看護助手として働きながらそこへ通いたいという若い女性が志願してきてくれます」

事務長の説明に私は納得し、一日、大宮医師会の理事だという某医を訪ねて入会したい旨を告げた。

医師会入会申請書に「学位欄」

一枚の紙を手渡された。入会申請書だ。一瞥、愕然とした。氏名、年齢、住所、出身大学、専攻科目、医師免許番号はいいとして、最後に「学位の有無」が問われているのだ。「有」なら「学位何号」か、その取得番号を記すようになっている。

冷水を浴びせられた思いだった。なぜこんなものが必要なのか？　当時の医師会長は喧嘩太郎と称された武見太郎だが、彼は指導教官である教授にたてついて医局を追われ、学位をもらえないまま野に下ったことで知られていた。徳洲会の総師徳田虎雄も、自伝の中で、「武見さんも僕も博士号は持たないが……」と書いている。徳田氏は続けて、「武見太郎は誰にも一目置かれる学識に富んだ人だ。つまり、博士号などは臨床医としてのウデとは何ら関係がない。不肖私も、そのことに早く気付いたから、博士号を馬にニンジンよろしく目の前にちらつかせて医局員をただ働きさせているる教授を頂点とする古い医局制度をぶち壊そうとする青医連運動にのめり込んだのだ」

私はがぜん学位について調べてみる気になった。驚いたことに、「博士号」の半数近くを「医学博士」が占めており、他学部の、たとえば文学博士とか理学博士とかはきわめて少ないことを知った。医者で学位を取っているのは二人に一人、いわば粗製乱造だ。しかも、学位論文は、文系のそれは、元東大総長佐々木毅氏の博士号論文に例示されるように、一冊の本として出版できるほどのボリュームを誇るが、医学部のそれはほんの数枚で是とされていることも知った。内容も、治療法に示唆を与え、日常の診療に役立つものなど皆無に近く、実験的なものがほとんどで、たいがいは病理学的な考察に終始している。つまり、外科医たるもの、手術手技の修練はそっちのけで病理学教室に通い、顕微鏡をのぞく生活を二年三年と続けなければ「博士号」は手に入れられないのだ。

若い時代の二、三年の差は大きい。学位などに目もくれず、ひたすら手術手技の研鑽を積んだ者とそうでない者とでは、相当な実力の差がつくこと必至である。臨床医としての力も未熟なまま「医学博士」と名刺に刷り込んで病院に勤めても、学位などに目もくれず研鑽を積んできた同期の医者と比べれば明らかに技量で劣るから、肩身の狭い思いを味わうことになる。「俺は博士なんだぞ」と誇示したところで、外科医は手術ができてなんぼの世界だから、嘲笑を買うだけである。

こうした観点から、「博士号制度の弊害を問う」と題した小論を「日本医学教育学会」で発表した。聴衆はせいぜい五、六〇人だったと思うが、それにしても、司会者の「何かご質問は?」との問いかけに誰一人挙手する者はなく、白けたムードが漂った。私は拍子抜けした思いで壇上を降りた。

何の反響もないまま終わるのは口惜しく、発表した演題に尾ヒレ背ビレをつけて加筆した小文を、もっぱら開業医が読者であるとわきまえ知った医学ジャーナル誌「日本医事新報」に投稿し、アクセプトされた。

若い医者から手紙が来た。博士号について明確な指針を与えられた思いです、、と。彼はこれから博士号を取るべきか否か迷っていて、私の小論で取らないでいいと決めてくれたのだろう。かと思うと、差出人不明のこんな葉書も舞い込んだ。いわく、「医学博士号」は権威あるもので、貴稿には義憤を禁じえない、そもそも貴君は博士号を持っているのか、たぶん持っていないから妬ましくてこんな愚見を弄するのだろう云々——。

反論するなら堂々と氏名住所を明記すべきだが、何も書かれていないから返事のしようがない。それにしても医師会入会申請書の末尾になぜ「学位欄」だけがあり、他の資格を書く欄を設けていないのか？　医者の二人に一人が持っている学位の有無などを問うて何の意味があるのか？　それが臨床医としての研鑽の多寡、実力の程度を示唆するものならいざ知らず。

当時、私は三つの資格を持っていた。麻酔科標榜医、病理解剖医、細胞診指導医だ。麻酔科標榜医は外科医のそれこそ大半は取っていただろうが、同じ外科系でも整形外科医や産婦人科医などで取っている者はほとんどいなかっただろうし、非外科系の内科医その他の医者にいたっては皆無に近かったであろう。病理解剖医は病理医には必須の資格だったであろうが、その他ではこれも皆無に等しい。細胞診指導医はいよいよ出始めていたが大半は産婦人科医が占めており、その他の科の医者、ことに外科医にいたっては数えるほどだ。

これらの資格を取得するのに私は十年を費した。無論、外科医としての研鑽を積みながらで、博士号を取得せんと、日常の臨床をおろそかにして場違いな病理学教室に入り浸ったりしてのことではない。

学位の有無だけをたった一枚の申請書の端っこに設けている医師会の旧態依然たる体質に、私は初めて嫌悪と義憤を覚えた。

博士号を誇示する医者

Ｎ病院には九年間勤め、一三〇〇件の手術をこなした。食道から直腸に至るまであらゆる手術を手がけた。

この間、私はＮ病院の理事長梅津医師の紹介を受けた東京女子医大消化器病センターへ隔週ごとに通い、国手たちの手術を見学した。なかんずく膵臓癌をもっぱらとしていた羽生富士夫教授の手術を見たが、そのメスやクーパーさばきの鮮やかさに魅せられた。最短でも八時間が常識とされているＰＤ（膵頭十二指腸切除）を、彼は五時間弱でやってのけた。それまで三つ回った母校の関連病院でＰＤは一件、高島病院の外科部長が夜を徹してやってのけたのを見ただけだった――しかも、術後の縫合不全で一カ月も持たず死去――が、このセンターでは日常茶飯行われており、東西のあまりの相違に驚かされた。食道癌も神戸製鋼病院で一件見ただけ――これも術後縫合不全で失敗に帰した――だが、女子医大では毎週一例は行われていた。肝臓癌の手術もしかり、まさにここは消化器外科のメッカで、母校の庇護を断って箱根の山を越えた甲斐があった、さもなければ井の中の蛙に終わっていたと痛感させられた。

　手術見学は決して楽ではなかった。見学者は私のような外部からの者ばかりでなく、身内の修練士もいたから、足台に乗って術者の肩や頭越しに術野をのぞき込まなければならない。ノートを左手に、ペンを右手に持って図を描いたりメモを取りながらの作業だから不安定この上ない。当時私は身長一七一センチ、体重五〇キロという痩身で支持組織に乏しかったから、三、四時間も立っていると体力の消耗は尋常ではなく、クタクタになって帰途についたものだ。しかし、国手たち、わけても羽生富士夫教授の練達の技を盗み取らせてもらったおかげで、N病院で発見した癌患者は冒頭に述べたように自分の病院で手術することができた。そのうち、練士が入れ代わり手伝いに来てくれるようになった。彼らのアルバイトにもなったからお互い様だが、練士も玉石混淆で、大方は助手として申し分のない働きをしてくれたが、中に一人、基本的な糸結びもろくにできず、閉腹の段階でブツブツと糸を切ってしまう男がいた。糸を必要以上に長く持ちすぎ、しかも左右にイーブンに強く引っ張るからで、それを指摘すると、先生が皮膚をしっかり寄せてくれないからですよなどと反抗する。とんでもない了見違いだ。

　この男、センターで見かけたことがないなと思ったら、普段はもっぱら病理学教室に通って学位論文を仕上げるのに忙しいという。

（なるほど）

とうなずけたが、消化器外科の練士として、それは本末転倒であろうと言いたかった。

練士制度を同センターで取り入れた総帥中山恒明は、とにかく外科医たるもの手術ができなくては始まらないと、学位取得を目的とした大学院制を批判、すぐれた臨床医を育てるべく、米国のレジデント制にならって六年の修練士制度を設け、無事卒業した者には「博士」にとってかわる「修練士」の称号を与えたのだ。

「消化器病センターはオペのうまい人が幅を利かせていますからね」

などとこのバイト医はふてくされたような台詞を吐いたが、当たり前だ。成績を画期的によくする手術法を編み出したという類の論文ならいざ知らず、マウスに傷害を与えて内臓器の病理学的変化がどうのこうのといった論文にいかほどの臨床的価値があろう。たとえば、後述するが、私の病院に押しかけ女房宜しく就職を求めてきたある中堅の外科医は、博士号を得たところでやって来たが、その学位論文なるものを読んであきれた。犬の胆管を縛って黄疸を生ぜしめ、そのうえで腸管吻合を行なって、黄疸のない犬のそれとの成績を比較し、前者が後者より劣ることを証明した、だから黄疸患者の手術成績は不良であり要注意、といった論旨なのだが、彼が医者になる四半世紀も前ならいざ知らず、近年、黄疸のまま手術することなどまともな医療機関ではありえず、ＰＴＣＤ（経皮的胆管ドレナージ）といって腹壁外からチューブを肝内胆管に刺入して胆汁を外へ出してやるか、「内瘻化」といって、内視鏡下にステントチューブを総胆管に挿入して胆汁が十二指腸に流れるトンネルを作るかして胆汁のうっ滞を解除し、ひいては黄疸が引くのを待ってから手術に及ぶのが常識となっている。ＰＴＣＤや内瘻化を編み出した工夫こそ博士号に値するが、すでにそうした手技が一般化した時代に黄疸犬を作って手術成績がどうのこうのといった論文などナンセンスで、「遅かりし由良之助！」と言われてしかるべきものだ。あわれ数十頭の犬が、そんなくだらない論文作成のために犠牲にされたわけで、近年、「動物愛護団体」からこの種の動物実験にクレームがつけられつつあるのも宜なるかなである。

Ｎ病院の責を担って七年ほどたったころ、理事長が突然、自分の母校の同期生で某私立医科大の整形外科助教授をしている男を副院長として採用したいと言ってきた。数年前に理事に加わってもらっていたが、大学をやめて市井の病院で働きたいと言ってきたので、と。Ｎ病院は消化器外科を看板としてきたから整形外科医はいらないと私は返したが、理事になってもらった時すでに、ゆくゆくはお前の病院に勤めさせてもらうよと、理事長と口約束をしていたらしい。私は不承不承受け入れた。

彼は台湾人で、色浅黒く、がっしりした体格の持ち主で、その容姿からはおよそ医者に見えなかった。私より二歳年長だった。

N病院に着任した翌年、私は「日本の医療を考える会」を起会した。当初は内輪の勉強会だったが、やがて外部から識者を講師として招き、院外からの参加者も募った。癌の告知問題をはじめとする終末医療、日本と海外の医療制度の相違などがテーマだった。

これと並行して、「医療情報の公開」をキャッチフレーズとして、「N病院便り」と銘打った機関誌を隔月で発行、巻頭には毎回「医は算術か？」と題して私の医療観を綴った論説を載せた。

大宮市の医師会仲間の開業医にも送ったところ、いきなり突っ返してくる医者がいた。千葉大の医学部を出た人物で、私より十歳も年長の人だったが、精悍な風貌に一本気な性格が読み取れた。

医師会は年に数回懇親会と称する会食会を催していたが、病院長は私だけで他は全員開業医だからなんとも居心地の悪いものを覚えた。何を論ずるのでもない、料理をつつきながらさしさわりのないことをしゃべって終わり、二次会は気心の知れた者どうし相寄って駅前の繁華街へ消えるのがお決まりのコース。気乗りがしないので事務長に代理で出てもらったりしていたが、院長以外の出席はお断りとの通達が出た。やむなく再び出るようになったが、そんな矢先に「N病院便り」を突っ返されたからことさら気後れがしたが、ここでひるんではますます医師会との付き合いが苦痛になると思い、勇躍私は古武士然としたその井上医師と対決する覚悟で会合に出た。

井上医師ははなからそっぽを向いて目を合わせようとしなかったが、私は頃合いを見計らって彼に近づき、なぜウチの機関誌を突っ返すのかと詰め寄った。

「あんなものは、自分とこの宣伝紙だから何とでも書ける。どうせ都合の悪いことは隠し、体裁のいいことだけ載せとるに決まってる。だから読む気もせんのだ」

大きな目をギロリと光らせて井上医師は私を流し見やった。私は抗弁した。

「嘘もハッタリもごまかしもありませんよ。手術や検査件数、手術成績もありのままです。嘘だと思われるなら検査伝票、手術記録をお見せしますよ」

私の剣幕に意表を突かれたのか、むっとした面持ちを返したものの、二の句は出なかった。

以後、井上医師が「N病院便り」を突き返してくることは二度となかった。それどころか、十年後、私が大宮の隣の上尾市に有志とともに病院を新設した時は、「お懐しいです」の一言を添えて癌患者を送ってくれた。

半ば理事長の押しつけ同然に副院長として入ってきたK医師は、私には慇懃（いんぎん）だったが、事務職員には横柄をきわめ、二言目には自分が管理者であることをにおわせて、俺の言うことを聞かなければボーナスを出さんぞ、というような暴言を吐いた。さては、機関誌に自己紹介の文章を載せるよう求めると、「私の博士号のテーマは何々」なる、多分に自己アピール的な文章を差し出した。私はよほど「博士号云々」の個所を削ってやろうかと思ったが、あえて波風を立てまいと抑えた。

ところが、これを読んだある患者が、私を案じてくれたのだろう、ある日、こんなことを言い出した。

「今度来た副院長は博士号を持っているから、持っていない院長より偉いと言っている奴がいるよ」

この患者は右肺の径九センチもある大細胞性未分化癌を、数度にわたるＴＡＥ（動脈塞栓術）で消滅し得たことで「日本癌治療学会」で発表し注目された稀有なケースだったが、癌を告知した最初の患者でもあった。奇跡を起こしてくれたと言って私の信奉者となり、癌は告知してこそ患者との真の付き合いができるという私の信条に深く共鳴してくれて、先生のためならどこへでも行って広告塔になるよ、と言ってくれ、事実、たとえば弁護士の集まりで癌の告知についての講演に私が赴くと、生きた証人として自分の体験を語ってくれた。

彼は奥さんや息子、さては愛人のいることまで打ち明けてくれ、九年ほど後、私がＮ病院を辞して東京の病院に移ると、副院長が院長となったＮ病院には行かず東京まで通ってきてくれ、その数年後、上尾に同志とともに創設した新病院で最期を迎えてくれるなど、私を信頼しきってくれた患者だから、先の言葉は義憤を覚えてのものだったろう。それにしても、私が博士号を持っていないことを彼はどこから聞き知ったのだろう？　あえて尋ねることはしなかったし、「副院長は博士号を持っているが……」云々の彼の言葉も聞き流したが、不思議でならなかった。そのことを知っている者は医師会の幹部か、私の入会届を医師会に提出した事務長くらいしか思い浮かばない。頻繁に病院に出入りしていたから、狭い院内のこと、事務長とも気さくに会話するようになっていたこの人は、私のことを根掘り葉掘り聞き出したのかもしれない。

それにしても不愉快なK医師の一文であった。

K医師の同期生である理事長と、いっとき博士号談議に及んだことがある。臨床医、ことに外科医が博士号など取る必要はない、それよりは実地に役立つライセンスを取った方がいい、自分はそう思って病理解剖医、臨床細胞診指導医等の資格を取った、両者あわせて十年近くを要した、病理学教室に二、三年通って取れる学位よりはるかに根気と時間を要するものだった、といった主旨の一文を消化器病センターの機関誌に寄せたところ、あれはいかにも我田引水の主張だな、僕は金を出して買えるものなら博士号の肩書を買いたいよ、と理事長は言った。

彼は東京医大を出てすぐに女子医大消化器病センターの練士に応募して採用され、六年の修業を終えた時点で仲間三人とN病院を建て、かたわら、歯科医の兄が所有していたマンションを借り受け、一部改造して医院を開いたから、学位は取っていない。地元の医師会に入会のおり、申請書の学位の有無を問う欄を私と同様恨めしく見やったに相違ない。彼の医院には、「東京女子医大消化器病センター名誉教授　中山恒明先生」「東京女子医大教授　羽生富士夫先生」と大書された垂れ幕が待合室に掲げられていた。「あれは何ですか？」と患者や訪問者に問われれば、「なに、僕の恩師たちで日本を代表する外科医だよ」とでも答えたのだろうか？　開業医ながら彼の医院は手術室も備えていて、マンションの部屋を改造した病室もある、いわゆる「有床クリニック」の形態を保っていた。時折、簡単な手術も手がけていたようだから、患者の信頼を得るために「虎の威を借る狐」さながら、国手として天下に知られた恩師の名を看板代わりに掲げたのだろう。彼がもし学位を取っていたら、自分の氏名の頭にその肩書を大書して掲げたかもしれない。

実際そんな輩がいたのだ。

「博士号」を宣伝に使ってはならないと医師法に定められてあるが、世の中には法の目を盗んで身勝手なことを臆面もなくやってのける輩がいるもので、後年、とある民間病院を訪ねたおり、外来待合室の前の診療室に、竿こそ付いていないが幟さながら、縦長の模造紙に、先述した理事長の医院に掲げられていたように、でかでかと診療担当医の名が記され、その頭には仰々しく「医学博士」の肩書が冠されていたのである。それも一枚ではなく、隣り合う診察室三つばかりに一枚ずつ垂れ下がっており、いかにもこれ見よがしだったから、あきれ果てた。

当時私は浪人中で次の就職先を探しており、その病院のことは「日本医事新報」の求人欄で知ったのだった。

院長兼理事長なる人物と束の間面会したが、年の頃六十歳そこそこ、品のない粗野で横柄な人物であった。事前に履歴書を送付し、希望する条件も記入してあったから、それに沿えないということなら面会するまでもなく電話一本で断ればいいものを、電車を乗り継いで遠路訪れた私にいきなり、「あんな給料はウチでは出せない。お帰り願いたい」と一言、履歴書を突き返し門前払いを食らわせたのだ。

日本の医療界の底辺にはこんなやくざな医者がはびこっているのかと、やりきれない思いでその病院を後にした。

痛恨の誤診

虫垂炎は俗に「モーチョー」と称されているが、この解剖的誤称がなぜまかり通り、メディアはおろかプロの作家でも「盲腸炎」と平気で誤用して咎（とが）められずにいるのか、不思議に思ってきた。

「盲腸」は大腸の始まりの部分をいい、大腸でもっとも幅広く、以下、上行、横行、下行結腸と進むにしたがって細くなり、S状結腸でまた太くなり、直腸でさらに幅を増して肛門で先細りとなる。ここに括約筋があってキュッと肛門を締めているから便はだだ漏れしないのだ。

世に言う「モーチョー」は解剖学的には「虫垂突起」のことで、大腸の始まりの盲腸から豚のしっぽのようにちょろりと突き出ている内径数ミリ、長さ五〜十五センチの細い管腔臓器で、炎症が起こるのはこの小さな突起物であって、盲腸には起きない。つまり、虫垂炎は存在しても、「盲腸炎」は無いのである。

ところが、本邦外科学の黎明期（明治時代）には、東大外科の教授が堂々と「盲腸炎」なる呼称を用いて学会発表をしているのである。この誤謬（ごびゅう）はなぜ生じたのか？　当時の文献を渉猟（しょうりょう）して解明できた。

麻酔学が今日のように発達しておらず、気管内挿管による全身麻酔など及びもつかなかった時代だから、全身麻酔といえばクロロフォルムかエーテルをかがせて意識を薄れさせるのが関の山、ほとんどは皮内と皮下に局所麻酔剤を注入するくらいで、近現代のように気管内挿管時に必須の筋弛緩剤は呼吸筋まで麻痺させてしまうので使えない。患者はややにして痛みを訴えて怒責（どせき）し、はずみに腸が開腹創から飛び出してきて視野を妨げ、いっかな病巣を探りえないので惨憺たることになりかねない。

というわけで、虫垂炎が疑われても手術にもっていく外科医は少なく、まずは内科医が診て、患部を温めたり冷やしたりの試行錯誤を繰り返していた。化膿まで起こした虫垂炎がそんな姑息な方法で治まるはずはなく、多くは破れて腹腔内に膿が散って広範な腹膜炎を併発する。運よく後腹膜に穿孔部がくっつけば、限局性の腹膜炎にとどまって大事に至らないこともあるが、それでも完全に治るまでには時日を要する。

当時の主だった病院の入院患者の半ばは、そんな「急性虫垂炎」による「穿孔性」あるいは「穿通性」腹膜炎の患者で占められており、死亡率も五〇〜八〇%という高率なものだった。（表1参照）

広範な腹膜炎を起こして七転八倒の苦痛を訴える患者は、さすがに姑息な「温奄法」あるいは「冷奄法」では治まらないと断じて一か八か不充分な麻酔下に開腹に及んだと思われる。腹膜炎に至る虫垂炎は膿をはらみ、一部が壊死を起こして破れ、膿が腹腔に散ってしまう。虫垂は盲腸壁にへばりつき、炎症が波及して盲腸壁の発赤、膿苔の付着をもたらす。膿が出切ってぺちゃんこになった虫垂は盲腸と一体化して形骸を留めえないこともある。つまり、術者の目につくのは発赤して膿苔がへばりついた盲腸が主で、そのためあたかも盲腸自体が炎症を起こしているかに見えたのだ。

経験、知見の乏しさによる誤認がそうして生じた。

黎明期の惨憺たる治療成績に懲りて、腰椎麻酔、さては気管内挿管による全身麻酔が開発され

（表1）虫垂炎の死亡率

広腹膜炎の死亡率についての報告

年	報告者	例数	死亡率（%）
1911	大島	10	80.0
1916	仙波		72.7
1917	有光		71.4
1920	高安		59.4
1924	松尾	26	69.2
1925	阿部		60.8
1926	高橋		58.3
1927	赤岩外科		67.0
	近藤外科	149	49.0
1930	堀内	43	41.8
	瀬尾	9	28.9
	森ー後藤	47	44.6
	吉川	57	8.7
	岩本	19	27.6
1931	石川外科	39	25.0
1932	河内野		36.2
1933	斎藤外科	27	88.8
1934	稲葉	49	28.5
	木村	45	26.6
1935	佐伯	26	70.3
1936	馬場		38.0
1937	大浦		39.4

拙著「虫垂炎—100 年の変遷」（へるす出版、1987）より

ると、手遅れになると「モーチョー」は恐い、早めに手を打つに如かずと、早期手術を声高に推奨する医者、特に外科医が急増してきて、右下腹痛を訴える患者は即「モーチョー」と診断され、手術に持っていかれるようになった。

さすがに医学界では、盲腸炎なるentity（実体）は存在しないと、これは外国の外科医が一九四〇年代に喝破して以来、学会で「盲腸炎」なる呼称を用いての演題発表は見られなくなったが、日本の医者は日頃の外来診療の場では依然として、「モーチョーだね、早めに手術した方がいい」と患者を説得していた。

その傾向に拍車をかけたのが昭和三十年代前半に確立された国民皆保険制と診療報酬点数制である。健康保険は組合が十割負担して患者負担は零となったうえに、病医院側は受付窓口で患者に直接診療費を請求する必要がなくなった盲点をついて、医者は必要以上の検査、投薬、治療をするようになった。その結果は醜悪な事態を招いた。医者（主に開業医）の長者が続出したのである。毎年の長者番付の半ばを医者が占めたから、医者は儲かる、開業すれば金持ちになれるという風聞を生んでしまった。

虫垂炎に話を絞ると、右下腹部痛を訴えてきた患者は「モーチョーだよ、手遅れになったら恐い、早めに手術した方がいい」と医者に説得され、即入院、即手術に付されるようになったのだ。

卒後三年目、研修医を終え田舎の町立病院に勤めた頃の話。

上司二人が引け、私は当直で病院に残っていたある日の夕方、近在の開業医から電話が入った。

「アッペ（虫垂炎）で要手術と思われる患者を送るからよろしく」

と。

中年の男性であった。三十七度五分程度の熱がある。腹部を触診してみると、右下腹部に圧痛と、押さえたときよりも手を離したときの方がより強い痛みを訴える。ブルンベルグサインと称され、腹膜炎の一徴候だ。しかし、もうひとつの徴候であるデファンス（筋性防御）は認めない。これは、板状硬結と称され、患部に手を当てると、文字通り板のように固い抵抗を手に触れることで、むろん圧痛も訴える。乏しいながら私の経験ではこのデファンスが認められる患者こそ重篤で手術の適応だ。ブルンベルグサインは膿をはらんでいないカタル性の虫垂炎でも認められ、手術適応はないが、研修医時代、こうした患者も結構手術に回されており、疑問を抱いたものだ。

件の急患は、このタイプの虫垂炎と思われたから、手術する必要はない、薬で散らせると思われるから、一晩様子を見て、熱がさらに高くなり痛みも増すようなら明日もう一度来てくださいと言って帰した。

翌日、患者は現れなかった。ところが、午前の診療を終えた部長から呼び出された。

「昨日、F先生から紹介してきたアッペの患者、なぜ帰した？」

見れば机の上には患者のカルテが置かれ、私の診断の内容に部長は目をやっている。

「そこに書いたとおりの所見でしたので……」

部長の剣幕にいささかたじろぎながら、私はカルテを指さして答えた。部長はカルテを荒々しく脇へやって言った。

「F先生が手術の必要があるからとムンテラ（説明）して患者を説得し送ってきたのに、その必要はないと帰してしまったらF先生のメンツが立たんだろ。もう患者を送ってくれんようになるかもしれん」

察するに、F医師から部長にクレームが入ったようだった。

「この病院は開業医からの紹介患者で成り立っているんだから、彼らの機嫌を損ねるようなことをしちゃいかん」

開業医のメンツのために、切らなくてもいいものを切れというのか？　信じられない思いで私は部長を見返した。

腹部外科が専門だが開頭術までやってのけるレパートリーの広さ、またその診断能力に敬服、感服していただけに、部長のこの一言は意外だった。

患者が翌日来なかったのは私の診断が正しかったからだ。F医師が良心的な医者だったら、自分の見立てが甘かったことを認め、患者には、手術せずに済んでよかったね、と言ってくれてしかるべきだ。さすれば患者は、かかりつけ医であろうF医師から離れることはないのだ。

保険制度のない米国（ファーマーズファンドといって農民団体固有の保険制などはある）などでは自費診療がもっぱらで、「地獄の沙汰も金次第」、貧乏人は安易に医者に診てもらえないので我慢に我慢を重ねて手遅れにしてしまうという由々しき事態が日常茶飯だから、虫垂炎の診断も厳格で、inflamed（化膿している）、non inflamed（正常）の二つに分け、手術適応のあるのは前者のみとしている。

ところが、日本でもっぱら手術されていた「虫垂炎」は、米国の分類に従えば後者に入る「カタル性」、あるいは誤診による正常虫垂だったのだ。つまり、膿を含んでいないから放っておいても大事には至らない、二、三日絶食で安静にしていれば治ってしまう類のものだ。

もっとも、他疾患を誤診してしまった場合はそうはいかない。そして、この誤診が結構多いのである。右下腹部はスクランブル交差点のようなもので、色々な疾患がそこに痛みをもたらす。ざっと挙げただけでも次のようなものがある。

(1)　婦人内性器由来のもの
子宮卵管炎、子宮外妊娠、卵巣出血、卵巣囊腫茎捻転

(2)　右尿管結石

(3)　胃、十二指腸潰瘍の穿孔による腹膜炎

(4)　右側結腸憩室炎

(5)　移動性盲腸

(6)　肝臓破裂による腹腔内出血

もっとも多く誤診されるのが(1)だが、(6)まで含めると、誤診率は国内外の良心的な医療機関の申告による統計で、総じて二〇％前後に及んでいる。それほど虫垂炎を正確に診断するのは難しく、誤診を見逃せば、たとえば(1)の子宮外妊娠や卵巣囊腔茎捻転、(3)、(6)などは生命を脅かしかねず、それと後日判明すれば医療過誤で訴訟になること必至である。たいていの外科医が一度や二度ならず幾度か誤診をしでかしているはずで、それゆえに先達（せんだつ）はこんな教訓を残している。

「外科はアッペに始まりアッペに終わる」

なぜなら、誤診に気付くには相応の知見と経験、さらに、いったん腹を開いたら、どんな病気が

潜んでいようと臨機応変これに対処する技術が必要だからだ。

たとえば⑶や⑹などは、胃切除や肝臓切除術のテクニックを持っていなければ患者を救いえない。

⑶については私自身痛恨の苦い思い出がある。医者になって三年目、まだまだ未熟な時代のこと、片田舎の病院で日曜日の日直をしていたある朝、二十歳になったばかりの娘さんが救急車で運ばれてきた。突発的な腹痛と高熱が主訴だった。いわゆる「急性腹症」である。

体を海老のように丸め、苦悶の表情はただ事でないと知れた。

まっすぐ上を向かせるのにも一苦労したが、なんとか腹部の触診と打診をしてみると、圧痛は右下腹部にもっとも顕著で、しかも手を離した時にもかなり顔をゆがめるブルンベルグサインが認められる。デファンスも顕著だったから、

(アッペだ。それも破れている)

と診断したが、あいにく上司二人は外出していて、携帯電話のなかった時代だから連絡の取りようがない。やむなくナースを前立ちに私一人で手術に取りかかった。

ところが、右下腹部を開いて唖然とした。腹膜を開くや腹水がどっとあふれ出て来、しかも膿を含んでいる。腹膜炎は間違いない。と、なれば、膿をはらんでイモ虫のように腫れあがった虫垂か、一部が壊死を起こして穿孔しかけた虫垂が引き出されるだろう、とほくそ笑んだのもつかの間、な

んと、盲腸の先に垣間見られた虫垂はピンク色でごく普通、つまりは正常そのものの外観を呈し、いとも簡単につまみ上げられたのだ。

血の気が引いた。何をどうしたらいいかわからなくなった。アッペと一番誤診しやすいのは言うまでもなく虫垂の近傍にある臓器だから、若い未婚の女性でもあり、考えられるのは右の卵巣か卵管の炎症だ。皮膚切開を下方に延ばし、筋膜、腹膜も切り延ばして骨盤腔に潜んでいる内性器をなんとか探り出す。卵巣はやや腫大しているが卵管はまったく正常で、およそ腹膜炎をもたらすシロモノには見えない。

モタモタしているうちに一時間が過ぎ、麻酔が切れかかって患者は痛みを訴え出した。手術室の外では家人がいまや遅しと待ちかまえている。

「先生、頑張って」

田舎の看護婦は優しい。必死に前立ちを務めながら、若い医者の悪戦苦闘ぶりが痛々しいのだろう、慰め、励ましてくれる。

それにしても腰椎麻酔は限界だ。腹膜炎をそのままに腹を閉じるわけにはいかない。どう見ても正常な虫垂や右の卵巣を切り取ってこれが原因と思われます、などとあやふやなことを告げるわけにもいかない。

私はいったん手を下ろし、麻酔を気管内挿管による全身麻酔に切り換えることにした。無論、家人の了解を得なければならない。同時に、二人の上司に連絡を入れてくれるよう看護婦に頼むが、お二人とも電話に出ません、と返って愕然とする。

昼前に始めたが、もうすでに二時間以上経っている。麻酔をかけたまま上司の帰宅を待っているわけにはいかない。思案に暮れたあげくふと閃いたのは、近在の婦人科の医師にSOSを発することだった。やや腫大し小さな嚢胞を持った右の卵巣が病的なものか否か判断を仰ごうと。私の乏しい婦人科経験からもこの程度の卵巣が腹膜炎をもたらすものではないと十中八九思われたが、外で待つ家族に多少なり申し訳が立つ、時間稼ぎができる、と踏んだのだ。

その婦人科の開業医F先生の力量は知らなかったし、面識もなかったが、それこそ藁にもすがる思いで電話を入れた。

当初は機嫌のいい声が返った。

「今日はゴルフコンペで優勝しましてねえ、たった今帰ってきたところなんです」

人がこれだけ苦労しているのにそっちは遊びかよと腹立たしかったが、そこはぐいとこらえてかくしかじかなのでご来院いただきたいと続けると、たちまち相手のトーンが落ちた。

「いやあ、祝杯をあげて一杯飲んじゃってるんですよ。お役に立つかどうか……」

当時は飲酒運転の規制は今ほど厳しくなかったし、真っ昼間の田舎道が混んでいることもない、電話口の声はちゃんと呂律が回っているから問題あるまいと踏んで、私は押しの一手に徹した。根負けした感じでF先生はしぶしぶながら承諾してくれた。

駆けつけてくれたF先生に、件の卵巣を見せると、「腫れてるな、ま、多分これが腹膜炎の原因でしょう。取りましょう。僕はこの切り口からやったことはないので正中に切開を入れますよ」と言うが早いか、臍の下からまっすぐ下方にメスを走らせたのだ。あわれ、無垢な乙女の白い肌に二条のメスの切り傷がつくられてしまった。しかも、二本目は一本目の少なくとも一・五倍の長さだ。そしてその傷口からは、ピンク色の子宮と両側の卵管、卵巣がしっかり見て取れ、骨盤底にたまっている薄緑色——膿を混じているためだ——の腹水も目に入った。

刹那、はたと閃くものがあった。この娘さんを最初に診察したとき覚えた疑問が蘇ったのだ。海老のように横向きになって体を丸めている彼女をなんとか仰向けにさせ、腹部を触診、打診した時のことだ。触診では心窩部（胃のあたり）にも軽度の圧痛を認めたが、最強点は右下腹部とみなされたから、胃や十二指腸潰瘍の穿孔ではなく虫垂のそれと診断したのだった。しかし念のため打診を右の胸から下方へ行なってみると、ＬＬＢ（Lung Liver Border 肺肝境界）が消失しているように思われた。肺は海綿のような組織で空気を含んでいるからポンポーンと明るい反響音がする。しかし、横隔膜の下には人体最大の臓器肝臓がほぼ接する形で横たわっているから、その鼓音はそこで鈍い濁音に変わる。

ところが、胃や十二指腸に穴があくと、中の空気が腹腔内に漏れでる。空気は軽いから、立位では腹腔の頭側、臥位では腹側、腹壁の下に移動する。確定診断は患者を立たせて腹部の写真を撮ることで、このフリーエアが横隔膜の下に写し出されるから、それで決まりである。立たせられる状況でなければ寝かせたまませめて仰向けにさせて真横から写真を撮れば、腹壁下の空気が描出されてそれと知れるが、いずれにしてもX線技師を呼ばなければならない。

何度も打診を繰り返し、LLBが消えているとの疑惑を払拭できなかったが、休日に技師を呼ぶのは気の毒だとの思いと、やはり右下腹部に最強の圧痛を認めることで穿孔性の虫垂炎と断を下したのだ。

「先生、ちょっと待ってください」

私は子宮を持ち上げようとした婦人科医を制した。これだけの傷口からなら胃や十二指腸も腹壁を持ち上げれば見て取れるはずだ。

「上腹部も見たいので……」

私はそう続けて腹壁にかけた鉤を思い切り挙上した。

（あった！）

なんと、予想より近いところに十二指腸があり、その幽門部（胃との境目で十二指腸の起始部）に、小指頭大の穴が見出されたのだ。前壁の穿孔である。

「わかりました、先生！　十二指腸潰瘍の穿孔によるパンペリでした！」

私は声をはずませたが、婦人科医はキョトンとした顔で絶句の体だ。

（こんな卵巣がパンペリの原因だなんて、まったく、いい加減な医者だ！）

面目丸つぶれといった婦人科医を見るともなく見やりながら、私は独白を腹の底に吐き捨てた。

おりしも、すぐ上の外科医長M先生が憮然たる面持ちで手術室に入ってきた。私は安堵の思いで一部始終を物語ったが、返ってきた言葉に愕然とした。

「アッペの診断は難しいんだよな」

これが何時間も立ちつづけて踏ん張った部下に対する言葉だろうか？　不在で悪かった、よく頑張ってくれた、と、まずはねぎらいの言葉をかけてくれてもいいではないか！

「F先生のお手を煩わせてしまったんですよ」

と、我々の会話を所在なげにたたずんで聴いているだけの婦人科医を示して私は言った。

「それはそれは！　ご足労かけて申し訳ありませんでした」

と、上司ならば部下に代わってそう言ってくれると思いきや、M先生は無言のまま軽く頭を下げて見せただけで、しぶしぶというように手洗いを始めたのだった。

上腹部に三本目の切開創が入った。当時はまだ、潰瘍に一大革命をもたらし、ほとんど手術することなく治療できるH2レセプターアンタゴニストなる妙薬は開発されておらず、胃や十二指腸の潰瘍は外科手術の対象とされる最たるものだった。まして穿孔を起こしたとなれば絶対的手術適応だったから、当然胃切除術になると思っていたが、医長は、とりあえずはこれくらいでいいだろう、と言って穿孔部に胃の大網を押し込んで穴をふさぐ手術だけにとどめた。翌日、事の次第を伝え聞いた部長は再開腹をし、胃の三分の二を取る手術を行なった。かわいそうに娘さんは未婚の身ながら臍の上下に長い切開創と、最初に私がつけた右下腹部の切開創三本を残して二週間後退院の身となった。

ことほど左様にアッペの診断は難しい。

この痛恨の誤診もあって、私は右下腹部痛を訴えてくる患者にはことのほか注意を払うようになった。

他医がおかした誤診例では(6)がある。かつて私の部下だった若い外科医Y君からSOSが入った。夕刻腹痛を訴えてきた三〇代前半の大柄な男をアッペと診断して開腹したところ、どっと血があふれてきた、すぐに来てもらえませんか、車をそちらへ差し向けますから、と。（ははーん）すぐに推測がついた。

「それは多分、肝臓からの出血だよ。思い当たることはないかい？」

私の問いかけに、昨日、酒に酔って右側胸部を打ったらしいがはっきり覚えていないそうです、とY君。

「原因はそれだよ。肋骨の一、二本が折れているんじゃないかな？　それで肝臓に割創が入ったんだ」

Y君は納得しかねたようだが、私の推測に狂いはなかった。さいわい私は女子医大での研鑽のおかげで、当時まだ多くの外科医の手に及ばなかった肝切除術をマスターしていたから、Y君の求めに応じられた。大きな男だから肝臓も常人の一・五倍くらいあって、その右葉が砕けていた。右葉切除でことなきを得た。

アッペの話に戻る。

実は私も医学生の時これに罹っている。家庭教師をしている女子高生の家で急に熱っぽさと右下腹部痛を覚えた。彼女の父親は産婦人科の開業医だったが、診てもらうとアッペに相違ないから入院もしくは手術をした方がいいと言われた。

入院するなら郷里の名古屋でと思い、新幹線に飛び乗った。車中、間歇的に差し込んでくる痛みに悶え、下腹を抱えたまま、身動きならぬ状況だった。

ほうほうの体で実家までたどり着いたが、夜も遅くなっていたので、一晩様子を見て翌日入院しようと決めた。父母はただならぬ私の様子に驚き、朝まで放っておいて大丈夫かと案じてくれたが、翌朝目覚めると差し込むような痛みが嘘のように和らぎ、三十八度五分もあった体温も微熱に戻っていた。しかし、母は隣の町で内科医院を開業している弟、私にとっては叔父にあたる人にこっそり往診を頼んでいた。名大の医局時代、冷や飯を食ってなかなか博士号をもらえず、ふて腐れもあって、俺は博士号なんかいらん、腕で勝負する、と母によく愚痴をこぼしていたという御仁だ。

叔父が右下腹部に指を立てるとズキンと痛みが走り、ついで指を離されるとさらに痛みが増した。

「ブルンベルグ徴候だ。手術した方がいいが……」

と叔父は言って、とりあえずこれを飲めと抗生物質を置いていった。しかし、その翌々日、新たな下宿先に引越しの予定が入っていた。手術となれば当然キャンセルしなければならない。前夜の差し込むような痛みが続いて熱も下がらないようなら観念して叔父の進言に従っただろうが、じっとしていればまったく痛みはない。食欲も出てきて、なんと、肉が食べたくなった。病み上がりなのに大丈夫かと母は心配したが、私があまりせがむので半信半疑のままにすきやきをその日の夕餉に備えてくれた。

翌朝、自分で右下腹部を押さえてみてももはや痛みはない。体温も平熱になっている。私は下宿にとって返して引越しの準備にとりかかり、翌日、無事転居した。

私のアッペは、「腹膜炎症状」を呈してはいたが、膿をはらんだものではなく、欧米流にいえば non inflamed（非化膿性）、日本流にいえばカタル性（漿液性）に相違なかった。後顧の憂いなく、半世紀経た今日まで再発を見ていない。

ところが、昭和三十年代後半、ことに四十年代に入ると、アッペはやたら外科手術に回されるようになった。国民皆保険制度が昭和三十三年に制定され、医療行為が点数（一点十円）ではじき出され、医者が直接窓口で患者に診察代を請求する必要がなく、点数をはじき出して国民健康保険なり健康保険組合に請求すれば事足りるようになったので、それにつけ込んでやりもしない検査をやったように見せかけての水増し請求をする不届きな医者が出てきた。

アッペにしても、手遅れになったら恐い、あってもどうってことない器官だから早く切るに如かず、といったムンテラで、やたら切りまくり、「アッペ専門医」と称する外科医まで出てきた。

切られたものの多くは私のそれのようにカタル性で、二、三日の安静、絶食で治ってしまうものだったが、「虫垂切除術」は当時で八千点（八万円）だったから、月に十件も手術すれば手術代だけで八十万円の実入りとなる。それに薬代やら部屋代が加算されるから、優に倍の収入となり、外科の開業医にとってはまさにアッペはドル箱的存在となった。かくしてアッペはやたら切られたのである。

私は大宮の病院に在職中、駅の東口にある二つの百貨店で、虫垂切除の既往歴の有無についてアンケートを取らせてもらった。百貨店であるから比較的若い年齢層が多かったが、各五百名ほどの店員のうち、それぞれ約五分の一が「あり」との回答で驚いた。医者が金儲けのために、切らなくてもいいアッペをやたら切ったとの印象をますます深めさせられた。

（表2）をご覧いただきたい。五病院の全手術数に占める虫垂切除術の割合を示したものである。経営母体は様々だが、ベッド数五十〜二百ほどのいわゆる中小病院である。

A、D院では全手術中虫垂切除が半ばかそれ以上を示している。ところが、C、E院では少し様相が異って、前半に比べ、後半ではその比率が大幅に低下してきている。理由は明白で、外科のチーフが交代し、アッペに対するアプローチに変化を見たからだ。つまり、後半の責を担ったチーフは、アッペと診断しても安易に切ることなく、手術適応を厳密にしたのである。

E院は、ほかならぬ私が責を担った病院である。開院以来の三年間と、私が引き継いだあとの八

（表２）各医療機関における全手術数に占める虫垂切除術の割合

医療機関	A院（個人）		B院（企業体）			
年	1971年	79年	61年	63年	78年	80年
全手術	204	457	603	526	414	302
虫垂切除	119	229	399	324	65	30
比率	58.3%	50.1%	66.2%	61.6%	15.7%	9.9%

医療機関	C院（厚生連）		D院（医療法人）				E院（医療法人）	
年	71年	76年	77~82年	83年	84年	85年	71~73年	77~84年
全手術	392	159	766	179	197	187	120	1286
虫垂切除	211	20	405	135	100	96	67	145
比率	53.8%	12.6%	52.9%	75.4%	50.8%	51.3%	55.8%	11.3%

年間とでは切除率に五倍も差が生じている。

前半の三年間は「右下腹部痛」を訴えてきた患者のほとんどがアッペの診断下に切られていたと推測される。

それを示唆するひと幕があった。私が着任してまもなくのこと、事務長が浮かぬ顔でやってきてこんなことを言ったのだ。

「以前はモーチョーの手術が結構あったけれど、先生が来られてからはうんと減っちゃってます。下腹に痛みを訴えてきた患者の多くはモーチョーでしょうから、即手術に持っていかれていいんじゃないですか？　病院の収益アップにもつながりますから」

事務長は病院に土地を提供した地元の不動産業者の義弟だ。私の着任当初、二人は毎朝病棟のナースセンターに上がってきてベッドの空きぐあい、つまりは入院患者がどれだけいるかをチェックし、顔を見合わせてはため息をついていた。無理もない。四人の気鋭の外科医による大宮西口唯一の病院というキャッチフレーズで始まったものの、四年目には内部分裂を起こして外科医は散ってしまい、手術は皆無という状況が一年続いていて、病院は斜陽の一途をたどっていたからだ。

それまで私が勤めた母校の関連病院では、医局会議でも経営のことなど話題にも上らなかった。研修医となって初めて給料を手にした神戸製鋼病院では、病院は盛況で黒字だから景気のいいベースアップの話しか出なかった。

「院長はモーチョーの患者を入院させても二、三日で退院させてしまうようですが、そういう患者、皆切っちゃってくださいよ」

一介の事務職員が、たとえ病院の経理に与(あずか)っているとしても、医者の裁量権である医療、まして手術をどうのこうのなどと口を差しはさむなどもってのほかだ。立場をわきまえない暴言もはなはだしい。アッペと診断した患者をすべて保存的に治療していたわけではない。腹膜炎を併発しているとみなした患者だけ手術に持っていったのだが、八年間で一四五件だから、年間二〇件弱、月にせいぜい二件あるかなしかだった。

医療は算術ではない、あくまで仁術である、切らずに済むものを経営のためめったやたらに切ればいいなどという考えは毫も私にはない、良心に則った適切な医療を行なっていれば必ず患者は増え、病院は軌道に乗るはずだ、それに、虫垂切除術などは私の目ではない、私が意図するのは大病院に伍して譲らない医療で、経営的なことは言いたくはないが、虫垂切除とは比較にならない高い点数の大手術をこそ手がけたいと思っている、黙って見ていてほしい――事務長は半信半疑の面持ちだったが、私の剣幕にたじたじとなって言葉を返さなかった。かつて勤めた町立病院の外科部長も、開業医のメンツを立てて手術適応とみなされないアッペも切るにしかずと言った。

大腸の起始部である盲腸の先からチョロリと出ているだけの虫垂だが、造化の神は人体に不要な臓器は何ひとつ造っていない、虫垂は免疫の一翼を担っているからやたら切ってよいというものではないと、心ある病理学者は警鐘を鳴らしている。病理診断に回されてくる――これも診断料を稼ぐためで、外科医がその結果を患者に知らせることはほとんどない――虫垂の大多数が軽度の炎症を示す程度かまったく正常そのものであることにうんざりし、義憤を覚えてのことだ。

こうした良心的な病理医は残念ながらごく稀で、その声が広く医療の現場に届くことは望めない。実践の場に立つ外科医が声を大にすればもう少し波紋を広げられるかもしれない。

私は一念発起し、外科医の立場から警鐘を鳴らすべく、一つの試みに着手した。

臨床に役立たない学位論文

私の手もとに一つの「学位論文」がある。

「虫垂炎の臨床的並びに病理組織的研究」と題された二十頁ほどのもので、筆者は東京医科歯科大学の外科医M医師。緒言にこうある。

「著者は特に術前いわゆる慢性虫垂炎と診断した症例を中心に虫垂炎切除虫垂例について、虫垂炎の既往歴のない付随的虫垂を対象として病理組織学的に検索し、病型分類を行ない、これに基づいて臨床的事項について検討した」

一県一医大構想に則（のっと）って埼玉にも私立医科大が誕生していた。私の病院からは車で一時間ほどの距離にある毛呂山（けろやま）という辺鄙（へんぴ）な地に建てられた埼玉医科大学である。

私は月に一度か二度、そこの病理学教室に通って自院で手術したアッペの標本を調べた。約一年間通い、そこで得た知見も加え、虫垂炎が医学的にありえない「盲腸炎」と誤認されて「モーチョー」なる誤称が巷間市民権を得てしまったいきさつから始めた一書「虫垂炎・１００年の変遷・その臨床と病理」を書きあげた。その最大の意図は、安易に「モーチョーだ、手遅れになると大変だから早いうちに切ってしまおう」などと言って手術に持っていくなかれと警告を発することにあった。虫垂切除術をドル箱としてやたら切りまくり、自称「モーチョー専門医」と喧伝する不届きな医者も出現していたから、本当に切らなければならない「モーチョー」とはどういうものか、臨床的病理的考察を加えて結論づけたもので、こと虫垂炎に関するすべてを網羅したと自負できる一書であった。

病理の分野で指導を受けたT教授に拙稿のゲラ刷りを提示したところ、一読、素晴しい出来栄えです、と言ってくれたので、これを学位論文にしてもらえたら、と申し出た。すると、教授は苦笑し、学位論文としては分量が多すぎ、内容も多岐にわたりすぎている、もっと絞らないと、たとえばこんなふうに、と言って差し出したのが冒頭に示したM医師の論文だった。

図表を含めてB5版のプリントで二十七枚。おもにはリンパ濾胞（ろほう）の大きさを事細かに分類して数値を並べたてている。一見学術的な体裁だが、こんな数字の羅列の審査に当たった他学部の教授（ふつう二、三名）たちは、専門外でもありろくすっぽ目を通していないだろう。

「臨床的並びに病理学的考察」とあるが、後者がもっぱらで、慢性虫垂炎がどのような臨床症状を呈し、炎症の程度を示す白血球数やCRP値がどうだったかの記載は一切ない。つまり臨床的考察に乏しいのである。ゆえに、この論文が日常の診療の場で役立つとは到底思えない。まさに、学位のための論文でしかない。

小著を分量過多というが、他学部、たとえば文学部の学位論文は、既述したように、一冊の単行本として世に出ることも稀ではない。

ネットで「虫垂炎」と検索しても、このM医師の論文は出てこない。いきなり出てくるのは単行本として世に出た小著「虫垂炎・100年の変遷・その臨床と病理」と、これに目を止めてくれた岩波書店が新書として出してくれた「外科医と『盲腸』」である。

この二著が世に出て以来、ときどき私に電話がかかるようになった。ネットか書店で小著を見た人からで、アッペの診断で手術を受けたが一年以上たっても右下腹部の鈍痛が続き、微熱も続いている、どうしたものかと訴える在京の某大学教授、息子がアッペで手術を受けたがそのまま還らぬ人となって屍体で戻ってきた、執刀医に手落ちがあったと思われるから訴えたい、ぜひ相談に乗ってほしいと悲痛な声で哀願してきた中年の女性、さては、Jリーグの誰々が「モーチョー」にかかって試合に出られなくなったが、「モーチョー」について詳細に聞かせてほしいとコメントを求めてきたマスコミの人間等である。

後日日本史の泰斗と知れた大学教授には、訴えの原因は先の手術で虫垂が完全に取り切れておらず、腐っていたという組織の根部が残っているからで、ぜひともしかるべき病院で再手術を受けるよう、何ならその紹介状を書きますよ、と回答した。しばらく逡巡していたようだが、私が送った紹介状を持って最初に手術を受けた病院を訪れたところ、紹介医の見立て通りと思われるので、全身麻酔下によく観察の上、盲腸を含めて残存虫垂を切除したい、との説明を受けたので、再手術を受けることにします、と電話が入った。さらにしばらくして、手術後の経過は良好で、痛みも微熱も取れスッキリしました、との手紙が送られてきた。

M医師の学位論文を一般の人が目にすることはないし、外科医たちが真剣に読むこともないだろう。つまりは、実地に何ら役立たない論文であり、このようなものに授与される博士号はなんぼのもの、としか言いようがない。

箔をつけてやるための博士号

医師不足解消の方策として政府は一県一医大構想を打ち出し、その流れにあずかって次々と医科大学が新設され、医学部は従来の狭き門から広き門となった。

この施策を一番喜んだのは開業医たちだ。勤務医と異って開業医は大金をはたいて開いた医院を自分一代で閉じてはなるまいと、子供に継承させようとする。医者の子供が優秀であるとは限らない。中にぼんくらもいるが、そんな子供でも親はなんとかして跡を継がせようとする。

国公立大学は相変わらず狭き門だから、狙いは、成績は振るわなくても、大金を積めばもぐり込める余地のある新設の私立医科大だ。

そのからくりはよく分からないが、おそらくこんな風になっているのではないか？

一応入試の成績順に定員をオーバーした百二、三十名を合格させ、内々のリストに載せる。二、三割程度の受験生は国公立大とかけ持っていてそちらに合格すれば抜けていく——それでも高い受験料と保証金をせしめられるから大学側としてはほくほくである。ただし、優秀な学生を逃すデメリットはある——と見なしてのことだろう。

国公立大の合格者がそうして抜けていって、定員に満たなくなることを危惧し、補欠者を何名かリストアップ、定員に十名足らないとすれば、補欠者十名を繰り上げ合格させるが、成績順ではなく、入学金を高く吹っかけて応じた者から入れるようにすると思われる。

だが、そうしてなんとか入学しても、すんなりと卒業できるわけではない。内部の卒業試験はともかく、それをクリアしても国家試験が控えている。新設医科大学の卒業生の合格率は六〇～七〇%と、九〇%前後を誇る国公立大に比べて極端に悪く、その点でもイメージを損ねた。駅弁大学、親馬鹿の金持ちが金にものを言わせて入れた三流大学と世間では揶揄された。

汚名返上に躍起となった新設医科大学は、まずは国家試験の合格率を上げようと腐心し、卒業試験の成績がふるわない学生は留年させて国試を受けられないようにした。

こうした努力が実ってそこそこの合格率を上げるようになったが、新たな問題が控えていた。無事卒業し、母校の医局に入るまではよいが、いざ外部の病院に就職しようとしても、そこはまた彼らにとって狭き門になっているのだ。国公立、特に旧帝大系の国立大学はあまたの関連病院を擁していて、選り取り見取り、就職に困ることはまずないが、新設医科大には悲しいかなそれが乏しい。

院長はもとより、部長、医長のポストは国立大学の関連病院では母校の卒業生が独占しており、運よく平の医局員で入り込めても、まず出世は望めないし、二流三流校出身者という目で見られて肩身の狭い思いをすることになる。

そこで、せめてもの箔をつけてやらねばと新設医科大学のボスは考え、「博士号」を乱発するのである。

東北地方のA大学の外科教授は徹底していて、全員博士号を取るまで医局にとどめ、取った暁にはどこへ行ってもよいという方針を打ち出していた。

東京の某私立医科大の内科教授に新設病院への人材派遣を要請に赴いたおりのこと、教授室へ通されたが、たまたまそこへ三十歳前後の若い医局員が顔をのぞかせた。二言三言会話を交わしたあと、教授が言い放った。

「学位も取らないかんしな」

若い医者は一瞬顔をこわばらせたが、うなずくでもなく、小さく「はい」とだけ返した。聞き流している感じだった。

(ははーん)

と思った。この教授も博士号をちらつかせて医局員をとどめている口だな、と。

私が十年来手術見学に赴いた東京女子医大消化器病センターは、故中山恒明氏の愛弟子たちが腕をふるっていて壮観であった。

既述したように、私がもっぱら見学に及んだのは膵臓の手術、その中でも最も難しいとされるPDを手がけていた羽生富士夫教授の手術だったが、三年ほどして、思いがけず羽生先生から手紙が届いた。いわく、

「私の手術を見にくる者は後を絶たないが、たいてい、一度か二度の見学で終わっている。それで何ほどのものが会得できるのか、はなはだ疑問である。

貴君も当初はそんな一人かと思っていたが、どうしてどうして、一年たっても二年たっても通い続けている。貴君のような熱心な見学者は初めてだ」

私は学外の人間であることも手伝って、毎回肩身の狭い思いを味わいながら足台に立って見学に及んでいたから、先生のこの手紙で肩の力が抜け、それまで控えていた術中の質問も遠慮なくできるようになった。

羽生教授の言葉は至言である。当初見学を願い出たとき、先生はこんな話もした。

「ウチの練士になりたての男が、癌研病院の梶谷先生の手術も見学したいから紹介状を書いてほしいと言ってきた。俺は叱りつけたよ。人の手術を盗み取るのには自分がそれなりの技量を蓄えてこそで、お前のようなペイペイが梶谷さんのオペを見たってただ見たというだけに終わるのが関の山。

うちでみっちり研鑽を積んでそれなりの力をつけてからの話だ。だから紹介状なんぞ書かんと」

私が煮え湯を飲まされた母校京大の教授戸部さんは、面会時にこんなことも言った。自分は年に一度は中山恒明先生のオペを見に行っている、と。中山さんが「ゴッドハンド」（神の手）として脚光を浴びていた頃だ。戸部さんは無論、この練士とは違って臨床経験は多くあったろうが、それにしても中山恒明の手術を一度見ただけでその手際を盗み取ることなどまず不可能である。天下の中山大先生の手術を見に行ったと言えば自分に箔が付くと思ったのだろうが、了見違いもはなはだしい。私は羽生さんのPDを十数回見学し、学外の人間ではもっとも多くを数えたと思うが、それだけ見学してようやく盗み取れたとの手応えを覚えたものだ。

羽生さんは膵臓だが、同センターでは肝臓や食道の手術も日常茶飯行われており、それらも繰り返し見学したおかげで、先に書いたように、肝臓破裂をアッペと誤診したY君のSOSにも応じられたのである。

このセンターには四人の教授がいたが、中に一人だけ、どうしてこの人が教授になれたのか、と思わせる人物がいた。心臓手術では第一人者の評判が高い榊原先生の甥にあたる人で、血統からいえばサラブレッド、この人もさぞや他の教授らに伍して譲らぬ腕の持主かと思われたが、一度見て我が目を疑った。練士二、三回生程度の稚拙さで、何でもない胆石に対する胆嚢切除術に三時間も要したのである。私なら四、五十分で終えられる手術だ。

胃癌の手術ではもっと手が遅くなり、他の手術室での手術がすべて終わってもこの人だけは残ってちまちまとやっている。

術者でなく前立ちに立つ姿も見たが、「ちょっと待って、僕にもよく見せて」と、スムーズに運んでいる執刀医の手を止めてしまうこと再々、相手は腐っても鯛ならぬ教授だから厭とは言えず、執刀医は「やれやれ」といった顔で彼が術野をしげしげとのぞき込むのを手持ち無沙汰に見やっている。

(この人はまるで外科医としてのセンスがない!)

私はあきれ、喉元までこみ上げている独白を押し戻したものだ。

後年、羽生教授と親しく語らう時があって、私はこの疑問をぶつけた。すると、意外な答が返ってきた。

「それがな、彼は練士たちに意外と人気があるんだよ」

「えっ、なぜですか?」

私はすかさず問い返した。

「外科の練士の中でも、学位を取りたがる者がいてね。榊原さんはそういう連中の面倒見がいいんだ」

私を羽生さんに紹介してくれた大宮の病院の理事長は、外科の練士として過ごした六年間の日常がどんなものであったかを話してくれたことがある。朝は七時半までに出勤し、病棟回診、手術等、先輩たちに金魚の糞のごとくついて回り、クタクタに疲れ果てて帰ればバタンキュー、食事をとる暇もなかったくらいだと。

センターの創始者中山恒明の思わくも、そうしたハードな鍛錬を経なければ一人前の外科医は出来上がらない、という点にあったはずだ。六年の修練でもやっと胃の全摘術ができるくらいで、外科医としての修練はまだまだ続く。さらに技術を高めるためには、医局員となって諸先輩にしごかれながらひたすら研鑽を積まねばならない、外科医は手術ができてなんぼのもの、学位などは二の次、と。

だから、練士の身で学位を取ろうなどと考える者がいるとはおよそ思われなかったから、羽生さんの回答に驚かされたものだ。

しかし、実際そういう異端分子がいとも身近なところにいたのである。既述した、外科の修練はそっちのけで、病理学教室に通い、学位論文を仕上げるのに大方の時間を費していた男である。さしずめ、こうした異分子がいるゆえに、手術がまるでできない榊原教授の存在価値が保たれているのだろう。

後年、岩波新書から胃癌をテーマに榊原さんの本が出たので驚きを新たにした。系統だった胃癌の手術もろくにできない人がよくもいけしゃあしゃあと書けたものだとあきれかえった。

外科修練士の身でありながら病理学教室に出入りして手術の研鑽を怠っている件の男は博士号を取ってどうするというのだ？　私は十年間女子医大に通ったが、彼の姿を見かけることはなかったから、練士が終わってからスタッフとして残ったとは思われない。「博士号」を手みやげに消化器内科医としてどこぞの病院に潜り込んだか、ひょっとしたら開業したかもしれない。まかり間違っても外科医を名乗ることはないだろう。

糸結び一つ満足にできず、注意すれば開き直ってくるこの男と手術することは耐えがたく、メインの手術はもう一人の非常勤医が来てくれている日に集めることにした。

この手の外科医に、数年後、私が有志とともに新病院を立ち上げて間もなく出会った。某私立医科大の大学院生だという。大学院は四年制で、私の知る限り講義もろくろくやられていないが、四年のうちに学位を取ることを主たる目的として設けられた制度だ。学生の延長のようなものだから、医学部に限って言うなら、国家試験を終えて医師免許を取っても給料は出ない。それどころか、学生並みに授業料を払うことが義務付けられている。だから大学院生はよほど金持ちの家に生まれ、二十代後半になっても親の脛をかじっておられる境遇の持主か、さもなければ、マンパワー不足の民間病院の日当直をいくつかかけ持って生活費を捻出している輩だ。

私を訪ねてきたその大学院生も例外ではなく、東京の某院でアルバイトをして糊口の資を得ていたらしいが、私のことはたまたまマスコミの情報で知って近づいてきたようだ。関東では清瀬の救世軍病院と並んで初のホスピス病棟を持った病院ということと相まって、私が原作を書いているコミック「メスよ輝け！　外科医当麻鉄彦」が思いがけずヒットしてマスコミ関係者が間断なく押し寄せるようになっていたから、彼もどこかで私にかかわる記事を目にしたのだろう。

小柄で真面目そうな男で第一印象は悪くなかった。ところが、いきなり彼が数枚のプリントを差し出し、「これ、僕の博士論文です」と言ったから驚いた。英文で書かれているが、内容は病理的なもので、およそ外科系のものではない。

その実、彼は外科志望で、大学院を出たら先生の病院に勤めさせてください、それまではときどき先生の手術に立ち会わせてください、と言う。私は返した。外科医になるつもりなら大学院に身を置く必要はない、すぐにやめて私のところへ来たらどうだ、と。

「そんなことをしたら、せっかくもらった学位を返せと教授に言われかねません」

結局この男は私のところへ来なかった。

大学院とは名ばかりで、実体がないくせに籍を置いて授業料さえ払っておれば、ベルトコンベア式に「博士製造課程」の工程に乗れるものらしい。他の博士課程はいざ知らず、医学部のそれにはメスを入れる必要がありそうだ。

博士号にまつわる笑うに笑えない話
その(1) 学位取得お披露目パーティー

たまたま一度手術を頼まれた機縁のゆえだろう、右のような案内状がある私立病院から送られてきて目を疑った。

送り主は同病院の院長で、親の代からの病院を受け継いだ事実上の経営者である。

その病院は、いうなれば老人病院で、常勤医は院長ひとりだけ、他は非常勤医が交代で来ていた。

院長は内科医で、年の頃四十そこそこ、僕は内視鏡が得意で、ＥＲＣＰ（逆行性膵胆管造影）などもお手のもの、膵液を採取して、それを研究テーマにしています、と吹聴していた。

だがまさか、博士号を取ったことを大っぴらに公表し、自ら祝賀パーティーを開くとは思わなかった。

博士号を取れば名刺の氏名の頭にその肩書を誇らしげに付すのが一般的だが、稀少価値があるならいざ知らず、医者の二人に一人が持っている博士号に何ほどの価値があろう。世間一般の人間はまさかそんなありきたりのものとは思わず、百人に一人くらいしかもらえないのものと思っているから、名刺をもらえば押しいただいて、あの先生は医学博士だから偉い人なのよと喧伝したりする。開業医にしてみればそこが狙いどころで必死になって学位を求めるのだが、なに、工学博士や文学博士は百人に一人もいるかいないかだが、医学博士は二人に一人が持っていると知れば、へーえ、そんなものなのと興醒めするだろう。

それにしても、私は医学博士になりましたから皆さんにご披露させていただきますという破廉恥な人間は、さすがに見たことも聞いたこともない。前代未聞の恥知らずというべきだろう。

その(2)　お情けでもらえた博士号

いっとき、非常勤で週に一日勤めていた病院がある。民間病院で、院長兼理事長は長崎大学医学部出身で私より一回りも上の人だった。

県の医師会報に投稿した私の小論文に感想を寄せてくれたことが知り合うきっかけだった。

笑みをたたえた温顔の人で、ある時期までは外科医だったようだが、私が知己を得たときは五十代後半だったろうか、もはやメスは執っておらず、内科医として外来診療に専念していた。

昼時になると、一緒に食べましょうと言って昼食を私の分とともに厨房職員に医局へ持ってこさせた。

話好きな人で、私はもっぱら聞き役に徹したが、ある時、学位の話題になり、自分がどうしてそれを取得したかを語り出した。実験を何度繰り返しても思うようなデータが出ず、もうギブアップですと指導教官の教授に泣きを入れたところ、ま、いいだろ、よく頑張ったからお負けしておくよ、と言ってくれましてね、外科の博士号なんてそんなもんでしたわ、と、破顔一笑した。「そんなもん」

の博士号の肩書を、院長さんはしっかり名刺に刷り込んでいた。それこそ笑止千万で、学術論文としての体を成していないまま、ごまかしで得た博士号なら、そっと秘めておいて自己満足にとどめておくべきで、名刺に刷り込んで公(おおやけ)にするなどもってのほか、と言ってやりたい衝動に駆られたものだ。

笑うに笑えない話はまだある。

その(3)　勝手に書き込まれた「医学博士」

当地に来て七、八年ほどたった頃だろうか、淡路島の文化協会なる団体から講演の依頼を受けた。何を話したかは覚えていないが、当日会場に赴いて一驚した。会場前に大きな立て看板がたてられていて、そこに私の名と演題が大書されているのはいいが、名前の頭に「医学博士」と銘打ってある。

（何を勝手に！）

顔から火が出るほど熱くなった。よほど、主催者に文句を言ってUターンしてやろうかと思った。事前には事務的なこと以外何ら打ち合わせはなかった。私はパワーポイント、マイク、レーザーポインターを用意してくれとだけ伝え、向こうは、薄謝しか出せませんが、と恐縮の体で言い、駐車場はどこそこに用意しておきますから程度のことを言っただけで、私が医学博士かどうかの打診など一切なかった。

士気が萎えた。私は冒頭でよほど、博士号など取っていないことを聴衆に言おうかと思ったが、場を白けさせるだけだと思い、悶々としたまま結局言えずじまいに終わった。

講演の参会者は百人程度だったが、それでも彼らは、看板の表記を信じているだろう。後味の悪いものを覚えたまま帰途に就いた。なんとも言えない澱のようなものが胸底によどんで気が晴れない。私が悪いわけではない。「阿那賀診療所院長」の肩書でいいものを、何の相談もなく勝手に「医学博士」とした主催者に非がある。

〝医学博士〟は偉い、だから名前の頭に付せば演者の株も上がり、ひいては〝医学博士〟を招待した主催者の株も上がろう、との浅ましくも古い了見が憎い。

ちょうどその頃、私が単身赴任で至近距離にレストランはおろかスーパーもなく夕食に困っていることを聞きつけた近所の奥さんが、夫は船乗りでほとんど家にいない、夫の父、すなわち舅のご飯を毎晩作るついでがあるから、よかったら先生の分も作りますよと言ってくれ、診療所から歩いて二、三分の近場なので好意に甘えることにした。

お世話になってほど経ぬある日、この舅の爺さんが、いきなり、先生は博士号を持っとるんか、と無遠慮な口をきいてきた。恐れていた質問だ。「博士号なんて医者の技量と何の関係もない、それこそ足の裏の飯粒のようなものだよ」と言い返したいが、「医学博士は偉い」と思い込んでいる古い頭の人間には負け惜しみとしか取れないだろう。

「教授と喧嘩したからね、それで母校と縁を切ったから取ってないよ」

嘘ではなく半分は本当のことを言ったが、爺さんはにやっと笑った。

「だからこんな田舎に来たんか？」

と頭に来ることを言った。

そうか、こんな片田舎のみすぼらしい診療所に来るような医者は、医者の中でも落ちこぼれで、およそ〝博士様〟ではないと思い込んでいるのだ、と悟った。

医者を上等と下等に分類するならば、博士号を持っている者が前者で都会の大病院で活躍しているだろう、持たない者は後者でエリートコースから外れた落ちこぼれだから大病院には肩身が狭くておれないので辺鄙（へんぴ）な田舎に落ち着き先を求めて来たのだろう、と、この爺さんはそんなふうに考えたに相違ない。

「先生方にはそれぞれ色んな事情があるのよ」

絶句した私をかばうように嫁さんが言ってくれた。私は彼女の機転に感謝した。

医学博士が偉いと思い込んでいるこの爺さんとは顔をつき合せたくなかったが、結局この家には三年間お世話になった。その間には爺さんの実の息子で船乗りの男性に肝臓癌が、ついで爺さんに大腸癌が見つかり、いずれも私が最期を看取った。爺さんは二度と博士号のことに触れなかった。

講演の話に戻る。胸底に澱がよどんだまますっきりしない日々が過ぎていったが、一カ月ほど経て送られてきた文化協会の機関誌を一瞥、唖然とした。なんと、表紙に私の講演の紹介があり、私の名の前に、ご丁寧に「医学博士」の肩書が付されてある。

これはもう黙認しておられない。私は会長の田村耕治氏に手紙を送った。

学生時代の青医連運動から話をはじめ、私自身は諸般の事情でそれに参画できなかっが、医師となって医療の現場に出てその運動が正しかったのだと思い至った。それもあって大学とは縁を切り、アウトサイダーに徹する道を選んだ。青医連の運動は無給医局制度の解体にはつながったが、その元凶である学位制の廃止にまでは至らなかった。日本医学教育学会で卒前卒後の医学生及び医師の臨床研究制度が種々論じられ、欧米式のレジデント制、専門医制に重点を置くべしとしているが、その妨げとなる学位制度についてては腫れ物に触る如きでこれを棚上げしたまま何ら言及していない。つまり、学位制は、教授が裁量権を握り、かつてのごとく医局員をとどめるよすが、あるいは新興の私立医科大などは、数少ない関連病院に箔をつけて派遣してやるためにこれを乱発している。そうして陰々滅々、継続されている。今こそ第二の青医連運動を起こし、この前世紀の遺物を根こそぎ絶やし、臨床医の実力に真につながる専門医制に統一すべきだと思っている——等々を綴った。

一週間後、達筆な文字の手紙が返った。

以下に全文を記す。

返事が遅くなって申しわけありません。

お手紙をいただき、私たちがおかした取り返しのつかない過ちをどうお詫びしたらいいのかと、呆然としています。

「医学博士」の肩書について、打破すべき医学界の旧弊のひとつとしてその廃止運動に取り組んでおられる先生のお気持ちを知ることなく、垂れ紙に、機関誌に、「医学博士」と紹介して先生を傷つけてのうのうとしていた私たちの無知蒙昧をどうお詫びしていいのかわかりません。

単なる書き誤りでなく、先生を理解していなかった私たちが先生を講師としてお招きするという蕪雑(ぶさつ)さ加減――どうか御容赦ください。

機関誌の方は編集者に任せていましたが、あの垂れ紙の方は私が書きました。そのとき、医学博士・作家と書くより医師・作家の方が語感的にもいいのだがなあと思いつつ、書いてしまいました。改めてお詫び致します。

私たちからみて、どの学問分野にあっても博士号はその方にとっての輝ける肩書であり、私たちはその方の知識や技能の深さをはかる物指しと思ってきています。そんな単純な認識のまま、先生の著作も読まず、知らずにいたことに慚愧の念でいっぱいです。

ところで、お詫びの事後処理ですが、まず、この二十一日に開く常任理事会で先生のお手紙を披露し、先生のお怒りの真意を伝えます。また、機関誌の目次部分の「医学博士」を、残部について抹消するように指示します。

すでに配布済みの分については、会員へ次の郵便物を送る機会に、先生からこういう趣意のお手紙があったことを伝えるということでご容赦していただけないでしょうか。

いずれ近い日に、診療所をお訪ねしてお詫びを申しあげたいと思っています。お気持ち、その節にお聞かせください。

田村さんは現在八十代半ばだから私よりほぼ一回り上だ。博士号を「輝ける肩書」、「知識や技能の深さをはかる物指し」と思い込んでいたとしても無理はない。そうした誤認は、かつて私が食事の世話になった主婦の頑迷な舅のそれと似通っている。

しかし、田村氏がその爺さんと違っていたところは、私の赤心の吐露に猛省してくださったことだ。博士は偉いときめつけていたことを「軽薄な認識」であったと悟ってくださったことだ。

だが、苦慮の末田村さんが思いついた「落とし前」に、氏の誠実さを覚え感激しつつも同意はできなかった。そこで次のような返事をしたためた。

二十一日の役員会が近づきましたね。例の一件をそこでお話になる旨のお手紙をいただきましたが、私としては、あまり大事(おおごと)にしていただきたくない、もう済んだこととして会長さんの胸の裡にのみとどめておいていただけたらと思います。

田村さんだけでなく、「博士号は輝ける肩書でありその人の知識と技能の深さをはかる物指し」と誤解しておられる方がほとんどでしょうから、私の真意が素直に受け取られることは期待できないからです。

機関誌に記された肩書も、私が詐称したわけではありませんし、いうなれば一方的な交通事故に遭ったようなものですから、早く忘れてしまいたい思いです。二十人もおられる役員の方々にお話しになったり、次号でまた訂正文を出したりされることは、傷口にさらに砂をまぶされるようで、私としては不本意極まりないことです。会長さんの胸三寸にとどめられることも責任をお取りいただく一つの方便ではないかと思いますが、いかがでしょうか？

この前見つからなくてお示しできなかった学位論文の一例をご覧に入れます。虫垂炎――俗にいうモーチョー――にまつわるものです。同じテーマで書いた小著と比較してみてください。

虫垂炎が話題になる時――たとえばJリーガーがこれにかかって試合を当分欠場するはめになっ

たとか――マスメディアが私にコメントを求めることはあっても、同封の論文の著者に意見を求めることはありません。

虫垂炎の術後経過が思わしくないと悩んだ末、インターネットで情報を探し求めたのでしょう、私の同封の著作を見出し、藁にもすがる思いで相談を持ちかけられた大学教授がおられました。T医師の論文はネットでも引っかからないし、たとえ引っかかったとしても、その先生の悩みを解決するようなことは何も書かれておりませんから役立たずです。つまり医学博士号の論文とはその程度のもので、社会及び人類に貢献するようなものではおよそないのです。

会長さんがこうした点にまで言及してくださるならば、あるいは私の真意も理解していただけるかもしれません。しかし、「阿那賀診療所の院長は博士号を持っていないんだよ」などという噂ばかりが広まっていきそうで、私に対抗意識を抱いている医師会の医者たちの恰好の話題にもなりかねません。それはいささか不本意なことと申し上げざるを得ないのです。

「日医ニュース」に勇気ある医師の発言が載っていました。大病院の要職にある皮膚科医ですが、同業者が読者である新聞に、自分は学位を持っていないと堂々と表明しています。この片岡葉子なる医師は、本当に実力のある人だと思いますし、彼女の言っていることこそ正論です。そのことが広く世間や医療界に認知されるには、私や彼女のような医師がどんどん出てきて学位の無意味さを訴えつづけることだと考えています。

余談に及びましたが、会長さんのご英断を期してやみません。

手紙は功を奏した。田村さんから折り返し返書が来て、ご意向通り、役員会でもこの件についは何ら言及しませんでした、ご容赦願います、とあった。

田村さんはその後、何かのおりに私のことを、医学部の古い体質を打破せんと努めてきた気鋭の士である云々と書いてくださった。一件落着である。

片岡葉子氏については改めて触れたい。

医療訴訟顛末記——証人に学位は必要？

私は何度か医療訴訟の証人になってくれないかと相談を受けた。患者の身内だったり、身内が依頼した弁護士からだったりした。

中に、同郷名古屋のFさんという私とほぼ同年配の女性がいた。彼女がなぜ私に相談を持ちかけたのか、そのきっかけについては記憶が定かでない。もちろん、それまでは見も知らぬ人だった。考えられることは、私の著作を読んでくれたFさんが、同郷人と知って、そのよしみで力になってくれるのではと期待してのことくらいだ。

Fさんは言語療法士だった。何らかの病で発声ができなくなった人を何とか発語できるようにさせる仕事だ。

正確な病名は忘れてしまったが、愛知医科大で手術を受けた夫が、術後早々に亡くなってしまい、Fさんは六十歳そこそこで未亡人になった。

今際（いまわ）の際（きわ）の夫が、「主治医の対応に何らかの瑕疵（かし）があったように思う」と、苦しい息の下から吐いた一言が脳裏から離れず、その真偽を突きとめたい、さもなければ夫は浮かばれないとの思いがFさんを訴訟に踏み切らせた。

Fさんから直接だったか、Fさんが依頼した弁護士からだったかはもう覚えがない。もっぱら医療訴訟を引き受けているというI弁護士は大阪の人だった。

FさんもIさんも、初対面の印象は悪くなかった。いずれも物静かな人で、激して口角泡を飛ばすような人ではなく、好感が持てた。

いきさつを記した訴状を一読、明らかに主治医の怠慢、見立て違い、技量不足がFさんの夫を死へ追いやったと感じ取れた。その旨の意見を述べると、しばらくしてI弁護士から、証人として法廷に立ってもらえないかと持ちかけられた。気乗りはしなかったが、Fさんの無念さに思いをはせると、むげに厭ですとは言えず、結局引き受けることになった。

当日、名古屋地裁に出かけてみると、FさんとI弁護士だけかと思ったが、なんと十名近い人に迎えられた。Fさんの支援者たちで、裁判を傍聴するために来たという。Fさんの人徳だろう。

事前にI弁護士との打ち合わせがあった。相手の弁護士が投げかけてきそうな質問を予想し、それに対して私がどう答えるかの確認作業だ。たとえば、私がこのようなケースの経験があるか否かとか、患者の死因が主治医のミスによるものだと断定する根拠は何かとか等々。

患者を術後十数日で失わしめたのは紛れもない主治医の怠慢、夜中に急変したにもかかわらず主治医が即対応せず、明け方になるまで駆けつけなかったこと、遅ればせの処置も適正を欠いていたことはゆるぎなく、断然原告側の主張に理がある、と訴えることに躊躇はなかった。I弁護士の誘導で私がその旨の証言を終えると、受けて立つ形で初老の弁護士がいきなりこう言った。

「あなたは医学博士の称号をお持ちですか？」

唖然とした。いったいこの質問の意図するところは何なのだ？　この弁護士は事前に日本医師会にでも問い合わせて私の学位取得の有無を調べた上でこんな質問を放ったのだろうか？

当時は個人情報の秘匿が今日ほど厳重に叫ばれていなかった。問い合わせれば医師会は正直に答えたかもしれない。

I弁護士によれば、被告側の弁護士は食道癌の権威であるM教授に参考意見を求め、被告の対処に決定的な瑕疵があったとは断言できない旨の証言を得ているという。と、なれば、公判で原告側の証人に私が立つと知った弁護士は、M教授にどうしたものかと相談に及んだかもしれない。

M教授と聞いて思い当たる節があった。彼はたぶん私のことを知っている、と。

平成元年に集英社のコミック誌「B・J（ビジネス・ジャンプ）」に私の原作による「メスよ輝け！外科医当麻鉄彦」の連載が始まった。軟派の作品が多いコミック誌で硬派の医療ものが受けるか編集部は心配したようだが、幸い多くの読者を得、八話をまとめて一冊ずつ出す単行本はベストセラーになった。

これに目をつけてくれたのが病医院へ自社製品の喧伝に回る製薬会社のＭＲ（当時はプロパーと称した）で、なかでももっぱら大学病院やその関連病院の担当者は、単行本成った「メスよ輝け！」を恰好のみやげ物として各医局に持ち込んでくれたのだ。

神奈川県の私立医科大にいたＭ教授の目にも当然触れたであろう。コミックの主人公当麻鉄彦が作者の分身にほかならないことも知ったであろう。

被告の弁護士から相談を受けたＭ教授は、原告の証人が私と知って、こう入れ知恵を授けたのではないか。彼はアウトサイダーに徹してきた医者だから学位を取っていないだろう、そこを手始めに衝いたらどうか、裁判官は頭の固い連中だから、医学博士は偉いが、そうでない者は二流どころでその証言も当てにならないと思うだろう、と。弁護士は得たりや応とばかり（その手を使おう）と思い定めたのではあるまいか。

もっとも、こうした邪推――間違っていたならばだが――を思い巡らしたのは公判が終わってからで、私はうかつにも「いえ、持っていません」と即答していたのだ。それに対して相手の弁護士は茶々を入れることなく、しばらく沈黙を保った。どうです、聞きましたか、この証人は医学博士じゃないんですよ、と傍聴者（裁判官はもとより）が今しがたのQ＆Aを咀しゃくする時間を設けるかのように。

　後の祭りだが、私は自分の即答を悔んだ。正直に答える必要などなかったのだ。もちろん、持っている、と答えてしまったのでは偽証罪となり相手の思う壺だったろう――ひょっとして相手の弁護士はそれを期待していたかもしれない。沈黙が返ったのは、私の正直な回答が思わく外れだったからかもしれないが、私がもう少し冷静で頭の柔かい人間だったら、「そんな愚問にはお答えできない」とか、「私が博士か否かが本件とどういう関係があるのか？」と切り返していただろう。弁護士がすかさず、「まともな医者なら博士号を持っているはず、持っていないということは、その学識、見識も信用できないと言わざるをえない」などと言おうものなら、それこそ今度はこちらの思う壺、博士号などはそもそも足の裏の飯粒のごときもので、旧態依然たる医学部のヒエラルキーが生み出したものにすぎない等、滔々（とうとう）と熱弁をふるっただろう。

　相手の弁護士のいきなりのこの質問は、その意味で虚を衝く効果をもたらした。裁判官にも色眼鏡がかかったに相違ない。私の陳述は参考にするとしても差し引かなければ、と。

　私は後悔とともに卑屈な思いにとらわれ、自分の陳述に変な力みが入ってしまっていると感じた。と同時に、I弁護士の不手際をなじりたかった。私に問いただすのがためらわれたかもしれないが、博士号云々の件を敵側は持ち出すかもしれませんので、念のため確認させてください、と言ってくれたらよかったのだ。さすれば私は、かくかくしかじかだからそんな愚問には答えたくないが答えなければならないのかと相談に及んでいただろう。

Fさんは私の履歴を知っているはずだ。母校の庇護を断って関東に出、アウトサイダーの道を歩んでいることを。たしか、私を知ったのも、コミック「メスよ輝け」を小説化した「孤高のメス」を読んでくれたことがきっかけだったように記憶する。

この小説に、私は二年で挫折した青医連運動の復興を託した。主人公の外科医（ほかならぬ私の分身）当麻鉄彦は学位などには目もくれず、ひたすらオールラウンドの外科医を目指して武者修行の旅に出る。肝移植を成功させた当麻を〝抜けがけ〟と咎め呼びつけた肝移植研究会のボスで阪神大学のT教授は、いきなり、かの弁護士並みに「君は博士号を持っているか？」と詰問する。当麻は動じることなく、博士号が外科医の修行の妨げになっていることを主張し、博士号なるものを真に名誉あるものにしたいなら、それは外科医として数十年修業し、少なくとも五、六千例の手術経験を重ね、かたわら、学会発表はもちろん、後輩の指針となる手術書も著した業績に対して付与すべきである、と持論を展開する。ほかでもない、それこそは私の博士号に対する考えであり、学位制などは廃止するに越したことはないが、どうしても残したいなら、今までの、二、三年外科修業をそっちのけで病理学教室に通い、臨床には何ら役立たない数枚の論文を書き上げてせしめられるような博士号は論外とし、外科医としての長年の実績に対し、個々の大学でなく日本外科学会の統一審査を経て与えるべきである――「孤高のメス」を読んでくれていたFさんは私のこうした考えを充分に理解してくれていたはずだから、相手の弁護士のだしぬけの質問に対する私の返答にさして驚かなかっただろう。だが、Fさんのサポーターたちはそうでなかったかもしれない。

公判が終わったら私はすぐさま裁判所を後にしたかったが、サポーターたちはI弁護士から今日の公判の手ごたえと向後の見込み、次回の公判日を知りたがった。私にも居残ってほしいとFさんが言うのでお付き合いしたが、なんとも居心地の悪いものを覚えた。

I弁護士は言葉を濁した。勝算があるともないとも明言しなかったし、相手が冒頭博士号云々を持ち出したことに驚いたとサポーターの一人が言ったことに対しても苦笑をもらしただけだった。私も何も言えなかった。

公判はその後も何度か繰り返されたであろう。その度に私以外の証人を立てたかどうかは知らないし、新たな証人に対して被告の弁護士が私にぶつけたような質問を冒頭に放ったか否かも存知するところではない。

が、私はFさんが勝訴すると信じていた。どう考えても主治医の瑕疵は否定しようがないからである。

ところが、二年ほど経たある日、Fさんから思いがけない手紙が届いた。その後も何度か公判が開かれたが、平行線をたどるばかりで勝訴の見込みが立たないまま徒らに日が過ぎていくばかり、娘ともサポーターの主だった人たちとも相談したあげく、これ以上訴訟を続けることは精神的にも肉体的にも限界、泉下の夫も快しとしないだろうと判断、訴訟を取り下げることにしました、と書かれていた。悔いが残らないと言ったら嘘になりますが、ある意味、肩の荷が下りた感じです、とも。

残念な思いだった。勝訴までいかなくとも、示談にまでは持ち込め、いくばくかの金銭的補償は得られるのではないかと見込んでいたからである。

相前後して関わった訴訟事件があった。原告は一人息子を虫垂炎の手術で失った五十代の女性Yさんである。右下腹の痛みを訴えて近在の民間病院を受診、〝モーチョー〟と言われた、これから手術を受ける、との息子からの電話に、〝モーチョー〟くらいならと安堵し、後で着替えや洗面具を持参するつもりでいたところ、数時間後、息子さんが急変したのでおいでいただきたいと病院から電話がかかり、何事かと慌てて駆けつけてみると、いま救急蘇生しているところですからお母さんもお入りくださいと、手術室に連れていかれた。なんとそこには、変わり果てた姿の息子が横たわっており、Yさんは目の前の光景が現実のものとは信じられないまま呆然と立ち尽くした。

息子は歩いて病院に行ったくらいだから、さほど重篤な状態ではなかったはず、電話の声も元気そうだったから、数時間後に骸（むくろ）になって戻ってくるなんてどうしても納得できず、訴えたところで息子が帰ってくるでなし、やめとけと主人は言いましたが、私はこのままでは息子が浮かばれないと病院を訴えることを決意したのです——私に相談を持ちかけた時、Yさんは早口で一気にこうまくしたてた。

詳しいいきさつを聞いてみると、どうやら息子さんの死因は麻酔事故によるものだと察しがついた。

虫垂切除術は、手遅れで腹膜炎を併発していない限り、一般に局所麻酔の一つルンバール（腰椎麻酔）で行われる。これは背中から脊髄腔に針を刺入して麻酔剤を注入し、だいたい臍から下の下半身をしびれさせる方法である。

ところが、体位を工夫しないと、往々にして麻酔は臍より上部、胸部にまで及んでしまう。すると、呼吸筋である胸の筋肉が収縮できなくなる。つまり、呼吸が抑制されて、息がつけなくなり、さながら全身麻酔状態になる。全身麻酔になったら気管にチューブを挿入して人工呼吸器（レスピレーター）につながなければたちまち酸素不足となって脳が冒され死んでしまう。ルンバールをしたあと麻酔がどこまで効いているか入念にチェックしないと、この手の事故につながりかねないのである。

麻酔事故のもうひとつは、気管内挿管による全身麻酔でも起こりうる。挿管をやみくもに行うと、気管に入れたはずが、気管と紙一重で接している食道に入ってしまうことがある。首が太く短い猪首の人は声帯の展開が難しく、チューブの先端が紛れもなく声門を通過したかどうか確かめ得ないまま、いわばブラインド(盲目的)操作で事に及ばざるを得ないことがある。いまひとつは、チューブを深く挿入しすぎて片方の気管支に入れてしまうことである。すると酸素は片肺だけにしか行かないから、ややにして酸欠状態となり、脳や心臓が冒され死に至る。

Yさんの息子は下半身麻酔で始められたが、途中で気管内挿管による全身麻酔に切り換えられている。前者が全身麻酔になっていると気づいて慌てて気道を確保したのか、前者の麻酔効果が悪くて患者が痛みを訴え暴れ出したので後者に及んだのか、Yさんから聞いたはずだが、その辺は覚えていない。

変わり果てた息子の姿に呆然自失しているYさんに、医者は、

「ほら、お母さんも手伝って」

と言って心臓マッサージの手を休め、Yさんの手を息子の胸にあてがったという。Yさんは我に返り、見よう見まねで、もはや心肺停止状態の、それでもまだ温もりの残っている息子の胸を懸命に押し続けたそうな。

何というお人好し！　普通なら、なぜ素人で患者の身内の私がそんなことをしなきゃならないの、それはあなたの仕事でしょ！　と一喝して断固拒否してしかるべきなのに。

その顛末を聞いて私はあきれかえった。と、同時に、あまりにもお人好しのYさんが気の毒でならなくなった。

息子さんは虫垂炎が原因で亡くなったのではない、腰椎麻酔が上半身に及んで呼吸ができなくなったか、チューブを深く挿入しすぎて、左右どちらかの気管に入ってしまい、片肺呼吸になったのである（息子さんは痩身で猪首ではなかったから盲目的に挿管して食道へ入ってしまったとは思われない）。そのため低酸素状態となって脳や心臓がやられたことが死因と思われる、つまりは完全な医療過誤とみなされるから、しかるべき弁護士を立てて訴訟に及んだらいい、と進言した。ただし、私が証人として裁判所に出向くことはできないよ、と。

Yさんは私の進言通りにした。そうして立てた弁護士は、なんと、名古屋のFさんの弁護に立ったI氏だった。I氏は大阪の人だが、関西で医事裁判の弁護人といえばこの人との評価を得ていたようだ。姫路の人であったYさんの耳にもI弁護士の評判は届いていたのだろう。

Yさんの息子の事件に関して弁護人のI氏と直接顔を合わせたことはなかったように記憶している。間接的にYさんを通して私の見解を求められたことはあったようだが、それも今となってはおぼろげである。

ともかく、Yさんは頻繁に私に電話を寄こし、病院側の対応についても一々報告してきた。私はいやでも地方のマンパワー不足の民間病院のおぞましい実態を垣間見せられ、厚生省の役人は国庫財政に響く医療費の不正請求にばかり目を凝らさず、明らかに医師法違反である「医学博士　××先生」の大時代的な垂れ幕を掲げているような場末の民間病院や、Yさんの息子をあたら死へ追いやったお粗末な民間病院の存在にこそ目を向けるべきであると訴えたかった。

ある民間病院に勤めてから私の病院へ来た医師は、前任の病院で外科医たちが肩で風を切るようにしてふんぞり返って院内を歩いている、と言った。いずれも私立医科大出で、金持ちのぼんぼん息子として育ち、大学も親の財力で入れたような男たちだと。

日本の医療界の底辺には、こうした医者の風上にも置けない輩（やから）がはびこっている。民間病院のマンパワー不足につけ込んで、大した技量も持たないまま入り込んでくる。そうして医療事故を引き起こす。

私は未熟な若い時代、誤った気負いと自負から、手をつけてはならない肺癌患者の肺切除を敢行して患者を死に至らしめた。もし家人が納得できないと訴訟に及んでいたら、その後の私はなかったであろう。顧みるだに信じられないような家人の寛大な仏心に救われた。もしまた同じような過失を犯したら、打ちのめされて医者をやめたくなるだろう、少なくとも、もう外科医は続けられない、潔くメスを置こうと思った。そうして、このままではいけない、技量を磨かなければと、勇躍箱根の山を越え、新たな研鑽の場を求めた。

苦節十年、日本の消化器外科のメッカ東京女子医大消化器病センターをはじめ、虎の門病院、国立がんセンター、名古屋大学等に出向き、国手たちの手術見学を重ねて彼らのテクニックを学び取り、四十代半ばで創設した病院では、大病院で拒まれた「エホバの証人」の無輸血手術を引き受けるまでになった。

友人の病院で常勤の外科医が犯した手術の失敗の尻拭いに呼ばれることも再々あった。この外科医は私とほぼ同年齢だったが、民間病院をわたり歩いてろくな研鑽を積んでいないことが明白だった。何でもない虫垂切除術の直後から、患者はおしっこが少ししか出ないと訴えだした。気休めのつもりで置いたドレーンからの排液も止まらない。膿ではなく、漿液のような薄い液なのでそのうち止まるだろうと見くびっていたが、一向に止まらない。やがてそれがどうやら尿であると気づいた。信じられないことだが、皮膚切開の置き所を誤ったために、腹腔に至る段階で膀胱を傷つけてしまったのだ。それと気づかないまま虫垂切除を終えて閉腹してしまったから尿がだだ漏れになって腹腔にたまる一方だったのである。病棟婦長から患者の身内が不安がっていることを伝え聞いた院長が私に事と次第を伝えてきて、うちの外科医では不安だから手助けに来てほしいと要請された。当の主治医は憮然とした面持ちで私の助手についたが、目のあたりに自分のミスを見せつけられて身の縮む思いだったろう。

度重なる手術の失敗を咎めて、後任は見出せぬまま、院長はこの外科医に引導を渡した。さすがに身の程を思い知り、悟るところがあったのだろう、彼はほどなくメスを置き、内科を標榜して開業医となった。

Yさんの息子の話に戻る。彼女からの電話がしばらく途絶えてやれやれと思っていたら、半年ほどのブランクを経て、手紙が届いた。驚いたことに、病院側は過失を認め、示談が成立、賠償金を支払ったという。正確な額は書かれていなかったが、数千万単位だと憶測させる文面であった。ついては色々お世話になったので何かお礼がしたい、先生の御本の出版記念会でもさせていただければと付記してあった。

博士号をひけらかす女医

何年か前、ある人が「こんな面白い本がありますよ」と言って贈ってくれた二冊のエッセーがある。ずいぶん前に出た本だ。

著者は私立の東邦大学出の女医さんで、なんと彼女は一九八二年、北洋サケ、マス船に船医として乗り込んだのだ。それだけではない、二年後には南氷洋捕鯨船団にも紅一点、荒くれ男たちの群に身を投じたのである。二冊の本はその各々の体験記で、「北洋船団女ドクター航海記」と銘打ったそれは、その年の日本エッセイスト・クラブ賞を受賞している。

私にこの本を贈ってくれた人はまったく見ず知らずの人で、先生の熱烈な読者です、ついては一度お会いしたいが、と、診療所に電話をかけてこられたのだ。九州の方で、見知らぬ土地にふらりと出かけて探索するのが趣味という。

ファンだと言われれば悪い気はしないから、いいですよと返答したところ、さして日を置かず訪ねてこられた。その風姿いでたちを一瞥、驚いた。顔は日に焼けて健康そうだが、年齢は後期高齢者目前の私とどっこいどっこいかと思われた。それにしても大層な荷物を抱えている。なんと、大きなバッグの他に、組立て式と思われる自転車まで手にしているではないか。サイクリングが趣味で、旅先には必ず携えていくのだという。年を尋ねると、私より四、五歳も下であった。なるほどとうなずけた。

私と同様、まだ現役で、企業のミスをいかに減らすか、そんな仕事にかかわっている関係で、私の「誤診・何故起きる　どう防ぐ?」なる本のタイトルにいたく興味を覚えて手にしたのがきっかけで、次々と私の他の著作に目を通していったという。

そうした過程で、「ある船医の思い出」なるエッセーがあることを知り、それも一気に読んだ、それから十有余年して女医さんの本を知ったが、船医の経験がある先生にぜひお勧めしたいと思って持参しました、より面白いのは捕鯨船に乗り込んだ時の航海記の方ですが、あいにくどこかにしまい込んで見つからないのでとりあえずこちらをご覧ください、と言って、サケ・マス船に船医として乗り込んだ彼女の体験記を差し出した。

たしかに面白かった。何よりも、女性の船医は同社始まって以来のことで、他社にも類例を見ないという特異さにあり、その点だけでも興味津々たるものがあった。

私が四十五年前に船医として乗ったのは、東京に本社を置く某船会社の一万トンの貨物船で乗組員はせいぜい三十名足らず、三カ月の航海中に診た病人は数えるほどだったが、彼女が乗船したのはトン数こそ一万足らずながら乗組員は数百名、この本船に随行する独航船三隻をあわせると一千名を超えていたから、一日で三十名ほどの患者が来て、病気も多岐にわたっていた。

彼女は麻酔医で、着任当時四十歳前後、母校の助教授の地位にあった。それなりの臨床経験があり、三叉神経痛で激烈な痛みを訴える患者にもお手のもののブロックで対処できたから、小柄で見栄えはパッとしない女医さんながら、船員たちの信頼を次第に勝ち得ていく。その過程が面白く、彼女のお手並みに感心しながら読み進めていったのだが、ある件で途端に白けてしまった。

それは、急を要する病気でなくとも時間をわきまえず診察室を訪れる、中には酒に酔って絡んでくる船員も出てきたので、診療時間は原則何時から何時まで、酒気帯びの患者は診ない、との掲示を診察室の前に貼り出したというエピソードだ。

それはそれでいいのだが、「船医」とだけ署名すればいいものを、なんと彼女は自分の氏名の上に「医学博士」と付したのだ。

本の「略歴」には「東邦大助教授　都立駒込病院麻酔科医長を務めた」程度の記述だったから好感が持てたが、この仰々しい掲示には「ブルータスよお前もか」と幻滅を禁じえなかった。

皮膚科を標榜する女医さんの本を読んだことがある。そこでも著者は一、二頁を割いて自分が博士号を持っていること、それを得た論文のテーマは何々と書いていた。さすがに気が引けたのか、

「学位は取らないという信念の先生方もいらっしゃいますが……」

と私のような医者に気配りの一言を添えているが、何のことはない、「私は内科や外科といったメジャーな科の医者じゃない、国立大出でもない私立医科大出のしがない皮膚科医だが、ちゃんとした医学博士で偉いのよ」と吹聴し、自己喧伝しているのである。のみか、表の看板にまさか「医学博士」と標示はできないし、患者にいちいち「医学博士」の肩書を付した名刺を手渡せないから、著書を診療所に置いて適宜患者に配り、口コミで「あの先生は医学博士だよ」と伝わることを目論んでいるのである。

医者のうち半分は医学博士で格別稀少価値があるわけでもない、さして得難いものでもない、大学院に進めばほぼ自動的に得られるし、医局に入ってもおとなしくボスである教授の言うことを聞いてその使い走りをしていればお駄賃にもらえるものだという象牙の塔のからくりを知らない一般の人は、医者が自ら喧伝して知ったに相違ない「医学博士」を格別偉いものとみなし、「私がこの前診てもらった先生は本を書いていて、医学博士でもあるのよ」などと、知ったかぶりな口をきくのである。「人柄が良くて本当に一生懸命で頼りがいがあった」とか、「見立てがいい先生で、適確

な診断をしてくれた、名医だった」とか、医者に対する本質的な評価ではなく、医学博士だから偉い先生だといったお門違いな評価に走りがちなのである。

もう七年ほど前になるが、街中に至る国道を車で走っていて、ふと異な看板に目が行った。耳鼻科の開業医のそれなのだが、医者の氏名の上に「医学博士」と付してある。新聞で医者の書いた健康に関する本の広告をよく見かけるが、まず例外なく著者名の頭に「医学博士」と書かれてある。

看板も著作の広告も、数年前から「医学博士」の肩書を付すことは厚生労働省が禁じている。「博士（　）」として（　）内は「医学」とか「文学」とか「工学」とか記すようにとのお達しが出た。同じようなものじゃないかと思われるが、たとえば新聞の広告で「医学博士」とあるのと、「博士（医学）」とあるのとでは何となく与える印象が違っている。前者はものものしい感じだが、後者はやや控えめな印象を受ける。（　）の中は色々あり、医学は数ある中の一つにすぎないといったニュアンスを感じさせる。実際は、「博士」は医学博士が断トツで、文学とか工学とか理学の博士はきわめて少数で、それこそ稀少価値があるのだが。

それにしてもマスメディアは××博士とやたらつけたがる。著作の場合は著者がそう書いてくれと言うのだろうが、たとえばテレビの場合は、出演者の名刺を見てそこに「博士」と付されてあれば自動的につけるのだろう。

ＮＨＫの日曜夜七時半からの「ダーウィンが来た」には動物学者がしきりに登場するが、こちらは名前の次にやたら「博士」をつけていてうんざりする。

先の耳鼻科医の看板に話を戻そう。開業医の看板は随所に見受けるが、さすがに院長名に「医学博士」の肩書をつけたものはこれまで見たことがない。かかる破廉恥な広告は看過できないから、私はすぐに市の医療整備課に電話して、この看板は医師法違反であるから改めさせるようにと忠告した。整備課の職員は腑に落ちないのか煮え切らない返事をしていたが、数カ月後、看板は新しいカラフルなものに取り替えられていた。

博士号か専門医か？

近年、欧米並みの専門医制が普及してくるにつけ、博士号よりも専門医の資格を持つ医者の方が一般病院でも求められるようになった。もっとも、日本の専門医制は甘く、学会に真面目に出ていれば必要単位数が得られ五年ごとの更新をクリアできるようになっているから、技量の評価にはなりえない。

場末のマンパワー不足の民間病院や僻地の診療所などは、とにかく医者が欲しいから、肩書などはまず問わない。そこにつけ込んで、学会などには一切出ず、ぬくぬくと居すわっている者もいる。その近辺の住民、ことに僻地の住民はこんな医者に居すわられたら大変だ。医学は日進月歩、どんどん進んでおり、少なくとも最新の医療情報を把握していることこそ医者に求められる。それは学会に出なくても医学雑誌を丹念に繙いていれば得られるが、学会に出て専門医の資格を取ろうとしない医者は、医学書はおろか日々の雑誌に目を通すこともないだろう。仕事につかず遊んでいる者が乏しい貯金を切り崩してかろうじて生計を立てているようなもので、いずれ底がつくのは目に見えている。

その意味で、専門医の資格維持のために学会に出て必要単位を取ろうと努める医者はまだしも良心的で、医師としての矜持を持っていると言える。

さすがに、テクニックの巧拙が命に関わる心臓カテーテルの分野では、専門医の資格に実技試験が課せられるから、これこそは本物の専門医と言える。これからはかかる専門医の取得こそ卒後研修の最大の目標とすべきであり、臨床に役立たない学位制は廃止の方向に持っていくべきだろう。

私のいる淡路島は人口十五万人弱、淡路市、洲本市、南あわじ市の三市から成るが、総合病院は公私含めて洲本市に古くからある県立淡路医療センターのみである。神戸大学の関連病院だが、近畿圏や四国の医科大出の医者もいる。彼らの一覧表が定期的に送られてくるが、何々の専門医とか指導医とかいった肩書のオンパレードで、どこにも「医学博士」のそれはない。無論、彼らの半ばは「博士号」を取得しているだろうが、その肩書を明記することはさすがにためらわれるのだろう。明記するとすれば、博士（医学）としなければならないから、それも場違いな感を抱かしめるとセンターの上層部は考えたのだろう。賢明な処置と評価したい。

ところが、数カ月前、四国のE大学に講演に赴いたさい、今一人の講演者はT大学総合医療科の教授だったが、彼が供覧して見せたスライドに驚いた。それは教授以下医局員の氏名と肩書をリストアップしたものだったが、なんと、そこには医学博士が専門医名とともに散見されたのである。教授以下数名に限られていたが、厭な気分になった。

「総合診療医」は、ＮＨＫの「ドクターＧ」でにわかに脚光を浴びるようになったが、大学病院ではどちらかと言えばマイナーな存在で、他科の医者との折り合いが難しく、内部でのトラブルが絶えないというので、「総合診療科」を廃止してしまった大学もいくつかある。

「ドクターＧ」の「Ｇ」は、Generalist（何でも屋）のＧから取ったもので、私のように僻地にいる医者はすべからくGeneralistであることが求められる。糖尿病とか膠原病とかの専門医は、都会の総合病院ではその専門外来という看板で患者を呼ぶことができるが、こうした専門医は地方の病院や医院ではほとんど役立たない。

私がかつて世話になった上司が静岡の島田市民病院の院長になって赴任したが、専門医というのは始末に負えない、と愚痴っていた。常勤医は順繰りに救急当番が当たるのだが、たとえば糖尿病専門医などは救急車のサイレンが鳴ると、当番医でありながらトイレに逃げ込んで放送で呼んでも出て来ないという。しかたなく別の医者が診て、救急車が引き揚げる頃あいを見計らってのこのこ出てくるのだ、と。まったく専門医なんて実践に役立たんと院長はこぼしていた。彼は前任の病院では毎日外来に出てあらゆる患者を診ていたのだ。

私が責を担う診療所は市の公的医療機関だから何科というような看板は掲げていない。どんな患者でも診るのが原則だからである。

診療所のある地域は半農半漁村で住民の多くは漁師であり、さもなければお百姓である。若者は多く島外に出てしまい、残っているのは年寄りばかりで、ご多分にもれず高齢化社会の縮図を呈している。高血圧、糖尿病、高脂血症の老人特有の慢性疾患が圧倒的だが、高齢者に多い癌も少なくなく、これまでに約二百人の癌患者を見出している。胃癌が最多だが、食道癌、大腸癌、肝臓癌、肺癌、卵巣癌、前立腺癌、さては皮膚癌と多岐にわたっている。これらの発見には、胸部X線撮影はもとより、エコー、内視鏡、注腸等のテクニックを要する。皮膚癌が疑われたら、一部を採取（生検）して病理診断に供する必要があるから外科的テクニックも求められる。

切ったり縫ったりの外科的テクニックなしではこの地域のホームドクターたりえない。怪我人は日常茶飯で、中にはエイに指の皮を食いちぎられた漁師や、草刈り機の刃がうっかり脚に触れてざっくりとあいた傷口から血を滴らせてくるお百姓もいる。

魚の骨がのどに引っかかって取れないと訴えてくる患者もいる。自分が釣った鯛の骨が舌根部に突きささっており、口を大きく開けさせるとチラチラッと見える。チラッと見える瞬間を狙ってピンセットで引き抜いてやるのだが、こんな簡単なことも、先の院長の話ではないが、糖尿病や膠原病の専門医にはできっこない。

皮膚病の患者も多い。私は恥ずかしながら白癬（はくせん）(水虫)は足の指の間か、いわゆる「インキンタムシ」と称されるように股にしかできないものと思い込んでいた。だから七十代前半の女性が両乳房の間に、かゆくて仕方がないデキモノができたと訴えてきた時、ごくありふれた湿疹（かぶれ）と診断、これに有効なステロイド軟膏を処方した。ところが、一週間後、患者は浮かぬ顔で来て、かゆみは一向に収まらない、湿疹も前より広がったみたい、と訴えた。診断に窮した私は、すまないが大阪まで行ってくれるか、北野病院に大学の後輩で皮膚科の専門医をしている男がいる、彼に紹介状を書くから、と言うと、素直にうなずいてくれた。

翌日、その後輩のT君から電話がかかってきた。

「患者さんを拝見。あれは白癬でしたよ。顕微鏡で確認しました」

「えっ！　あんなところに水虫ができるの!?」

「体部白癬といって、足以外にもできます。頭部白癬といわれるものは頭にもできますよ」

私は人知れず赤面した。

一週間後、件（くだん）の老婦人はニコニコして外来に現れ、この通り、すっかりきれいになりました、と、患部を見せてくれた。皮膚疹は嘘のように消えていた。

　私は一念発起し、T君のもとに馳せ、白癬菌を顕微鏡で見せてもらい、その検出法を教示してもらった。さいわい診療所には、前任のどの医者が取り寄せたのか、旧式だが充分に使える光学顕微鏡があったから、特有の染色液を取り寄せるだけで、白癬菌を見て取れた。爪白癬といって爪の水虫も白濁肥厚した爪の先端をメスで削り取るかモスキート鉗子でむしり取ってスライドガラスにのせ、染色液を垂らし、十分後にカバーグラスをかけ、さらに二十分後に鏡検すると、糸状菌がウヨウヨと見てとれた。

　腕に革製の時計をはめている女性が、そのバンドを巻いた部分が発赤し、かゆくて仕方がないと訴えてきた。普通この種の皮膚疹は、「接触皮膚炎」と即断され、湿疹の一種だからステロイド軟膏が処方される。事実、接触皮膚炎ならそれで快癒する。この女性も、まさしく革バンドの当たっている部分の痒疹（ようしん）だから「接触皮膚炎」とみなし、ステロイド軟膏を処方したが、十日後、女性は、一向に良くならない、腕時計もつけないようにしているが、相変わらずかゆくて仕方がないと訴えてきた。前にT君に紹介した患者のことを思い出し、よもやとは思うが、念のため患部を擦過（さっか）して粉状の皮膚切片を鏡検してみると、なんと、見事な糸状菌が見出された。

　急遽、ステロイド剤を抗真菌塗布薬に代え、一週間後見せに来るよう指示した。きれいに治っていた。

私が唯一、会得しておけばよかったと悔いるのはＣＦ（大腸内視鏡）のテクニックである。年に一度の検診では大腸癌のチェックに便を調べるものがある。「ヒトヘモ」と称されるもので、二回提出していずれも陽性ならばかなりの確率で癌が疑われる。他には憩室症があるくらいで、ある日突然大量の下血を見るのは大方この憩室症である。大腸の壁は胃に比べれば相当に薄いが、それでも外側の漿膜、真ん中の筋肉、内側の粘膜という構造は胃と変わらない。憩室は内筋層が断裂して粘膜層が漿膜とともにプクッと外側に袋状に飛び出たもので、ここに便が停滞すると大腸菌が病原化して炎症を起こし、腹痛や出血をもたらすのである。

出血を見たらただちにＣＦを行なって出血部位をクリップで止めれば大事に至らない。出血は一過性に過ぎてしまうこともあるからその時点でバリウムと空気による二重造影を行えば、憩室のあり場所から数までわかる。

私は昔取った杵柄でこの注腸透視はなしえたから、検診でヒトヘモ陽性につき要精検と掲示された用紙を持参する患者さんには、癌とは限らないよ、と不安を和らげて、まず注腸を勧めた。

しかし、注腸は、肛門がゆるゆるになっている高齢者には適さない。バリウムがだだ漏れになって大腸に行き渡らないからである。こういう人はＣＦの適応だから、やむなく他院にゆだねることになる。

大腸癌の好発部位はＳ状結腸と直腸でこれが六割程度を占めるから、外来に来た患者さんにまず試みるのが直腸鏡である。これは肛門から二〇㎝まで観察できるから直腸癌の有無はわかるが、Ｓ状結腸は下端の直腸との境目あたりしか見られない。

これで癌が見つからなければ、肛門のしまりがいい人には注腸を勧めるが、そうでない人にはＣＦを受けてもらうべく他院に紹介する。

ＣＦは、手慣れた人は十分くらいで終えるようだが、未熟な医者にかかると一時間以上要する場合があり、患者を疲弊させるのみか、強引にねじ込もうとしてなまなかでない痛みをもたらしたり、時に壁を突き破って「穿孔性腹膜炎」を引き起こしたりする。これは完全な医療過誤だから、自前で処理（無論、開腹して穴を閉じねばならない）できず他院にゆだねることになれば医療訴訟に発展しかねない。

かつて私が責を担っていた病院で部下がこれをしでかしたが、さいわい私が外科医だったからすぐに対処でき、訴訟にまでは及ばずに済んだ。「生兵法（なまびょうほう）は怪我のもと」とそのとき思い至ったから、穿孔を起こしたら即対処できる入院設備と手術室を備えていない限り手を出すべきでないと肝に銘じ、無床の診療所では手を出せなかった。それに、一日中外来患者が訪れる診療所でＣＦを行うことは、看護師も手を取られるから外来診療はストップ状態になる。GF（胃カメラ）のように十分やそこらでやってのけられればいいが、CFは、なかなか進まないからといって途中でやめるわけにはいかず、延々一時間も費すようでは外来患者に迷惑がかかる。注腸はその点五分ほどで終えられるから気が楽である。

それやこれやでCFはあきらめたが、それ以外はまずオールラウンドにこなせている。私が着任した二十年前は、前任の医者がまるで使わなかった（使う能力がなかった）から、透視機も胃カメラも遊んでいた。前者はオーバーホールしなければ使いものにならなかったし、エコーや胃カメラは時代遅れもいい旧式のもので、とてもじゃないが使う気にならないから、「弘法は筆を選ぶ！」と役場の担当者を一喝、最新式に準ずるものを入れてもらった。

着任以来約二十年、二百件近い癌を発見し得たのも、エコー、透視、胃カメラを駆使したおかげである。

総合診療医はいわばオールラウンドプレーヤーだが、外科手術のテクニックも含めて真にオールラウンドに患者に対処できるまでには、少なくとも七、八年、指導医についてみっちり修業を積むことが必要で、そうしてほぼ重装備なった万能医は、専門医が集う大学病院や大病院はさておき、マンパワー不足をかこつ一般病院では得難い人材となり、重宝がられること必至である。博士号を持っていようといまいとそんなことは問題にもされないだろう。

しかし、そこまでオールマイティなドクターGとなるためには、それこそ学位取得のためにモルモットを殺したり、病理学教室に通って顕微鏡をのぞいたりの道草を食っている暇はない。

T大の教授がスタッフのリストを示し、自分ほか数名のスタッフのそれにこれ見よがしに「医学博士」を「××専門医」の肩書と併記していたのは、その意味でいかにも筋違いの感を抱かせたのである。総合診療医に学位取得は必要ない、むしろ邪道である、と喝破してくれることを期待していたのだが。

医学部の大学教授の資格として求められる条件の第一項には、「学位を有するか、それに準ずる業績があること」とある。ならば、博士号を持たない大学教授がいてもいいわけだ。「準ずる業績」とは、専門医の資格とか、論文をたくさん書いているとか、専門分野の著書があるとか等であろう。それらは、博士号に準ずるものではなく、むしろ凌ぐものかもしれない。そもそも、博士号を資格のトップに持ってくること自体がおかしいのである。先に述べたように、臨床家が書いたものであっても現場の臨床に役立つ論文はほとんどなく、病理学的なものが大多数で、まさに「足の裏についた飯粒」程度の意味しかないのである。しかもその間臨床医としては研鑽を怠っているわけで、一日とて惜しまず臨床各科の研鑽を積むべき総合診療医のよく為せるところではない。それゆえ、T

大の総合診療科の教授がリストアップしたスタッフの肩書に「医学博士」を誇らしげに記しているのは指導医としての医療観がピント外れだと言わざるをえない。

総合診療医には、顕微鏡をのぞいて、やれ虫垂のリンパ組織の大きさがどうのこうのとその計測にエネルギーを費している暇などないはずだ。時を惜しんでさまざまな臨床的テクニックの習得に努めるべきで、内視鏡（上部の胃のみならず下部の大腸も）やエコー（腹部のみならず心臓も）、外科手術のテクニックをマスターしたならば、押しも押されもせぬ立派なドクターGである。総合診療科の教授の資格は博士号などではなく、これら臨床のテクニックに秀でていること、いくつもの専門医の資格を有していることをトップに挙げるべきなのだ。その上で、暇があって、どうしても博士の肩書が欲しければ取ったらいいが、現実には、そんな時間的余裕はないだろう。オールマイティの総合診療医はそれこそ引く手あまたで、マンパワー不足の地方の病院に着任したら、仕事がどっと重なり、休む間もないほど多忙を極めるに相違ないからである。

博士号を持たない人たち

四年ほど前、「大往生したけりゃ医療とかかわるな」というセンセーショナルなタイトルの本がベストセラーになった。

著者中村仁一氏は一九四〇年生まれだから私より三歳年長で、母校の先輩である。「患者よ、ガンと闘うな」の近藤誠氏と一脈通じるものがある。自然死の推奨者で、癌に対してはもとより、その他の良性疾患に対しても治療はしないで放っておけと説かれる。ご自身、顔面に慢性的な皮膚疹を患い、高血圧持ちだが、薬は一切使っていないという。

この人が当地へ講演に来た。隣市の医師会が招いたのだが、学術部の担当者が気を利かせてくれて、先生の先輩にあたる方だからぜひおいでくださいと声をかけてくれた。

五百人収容できるホールがほぼ満席だったから、著書がベストセラーになっていることと、演題がまた「〝老い〟と〝死〟から逃げない生き方——繁殖期を過ぎたら死を視野に」となんともユニークでふるっていることが関心を引いたのだろう。

演壇に立った中村先生は、何かにかぶれたような赤い顔をして、まぶたも腫れ、目が細くなっている。数週間そんな状態だが放ってあるという。顔が赤いのは高血圧のせいもあって、なんと上が一八〇、下が一一〇くらいあるが、これにも一切薬は使っていないと言っていきなり聴衆を驚かせた。人の前に立つのだから不快な印象を与えないことが演者の心得、まして医者なら身だしなみはもちろん、顔も清潔感を漂わせて臨むのが常識というか良識と思われたから、中村先生のやや痛々しい面貌には驚かされた。

しかし、次に氏は聴衆にいくつかの質問を投げかけた。冒頭の質問に、私はギクリとし、前の方の席にかけていたのだが、思わず背後の聴衆に目をやった。

「皆さんの中で、医学博士は偉い、腕がいいと思っている人、手を挙げてみてください」

驚いたことに、誰一人挙手しない。手を挙げたら中村さんから「なぜそう思うのか？」と問いただされかねないと案じたからかもしれない。周囲をうかがって、何人かが手を挙げたら「赤信号、みんなで渡れば怖くない」式で自分も挙げようと思った人も中にはいただろう。あるいは、演者が大ベストセラーの著者だと知って事前に氏の著作を読んで講演に来た人が多かったからかもしれない。その第一章で氏が同様の質問を放ち、答も書いてしまっている。すなわち、

「医学博士は、腕とまったく関係のない学問的業績に対して授与されたものです」

ここで氏は、「僕が医者をやめた理由」というベストセラーになった本の著者で、医者をやめたあとジャーナリストに転じた永井明さんの述懐を引き合いに出している。いわく、「僕は『感染ストレス時におけるラットの血中脂質濃度の変化』というタイトルで博士号を授与されたが、これは外科医として何の役にも立たなかった」

そして中村氏はこう結んでいる。

「私自身持っていないから僻(ひが)んでいうわけではありませんが、博士号は昔から〝足の裏についた飯粒〟と言われています。その意は、〝取らないと気持ちが悪いが、取っても食えない〟。石を投げれば医学博士にあたると言われるくらい、この業界には博士が多いのです」

中村さんの年代はおそらく「無給医局制とその元凶である学位制の撤廃」をスローガンに掲げた既述の青医連運動のはしりで、氏自身、その運動の先頭に立っていたのかもしれない。

中村さんは古くから医療をわかりやすく一般の人に語る運動を手がけ、一九九六年からは「自分の死を考える集い」を京都で主宰している。かたわら、老人ホームの診療所長を勤め、医療、医薬を一切用いないで自然死を迎える入居者の看取りをしておられる。

何にしても、博士号を持っていないことを公(おおやけ)にしている勇気は讃えたい。

中村さんと同年に医学部を卒業した人物がいる。全国にあまたの病院を擁する徳洲会の総帥徳田虎雄氏である。

氏もまた著書の中で青医連運動にのめり込んだことを告白している。しかして、日本医師会長で喧嘩太郎といわれた武見太郎を引き合いに出し、「武見さんも僕も博士号を持っていないが……」との書き出しから、博士号がなんぼのものといった見解を呈している。

私は一度故あって徳田さんと対面している。徳洲会病院の事務局長宮崎さんに声をかけられ、理事長に会ってくれませんかと言うので、東京の本部に出かけたおりである。

おりしも私は浪人中で、次の勤め先を物色中だったから、渡りに船の思いだった。

徳田さんは、自分のお膝元徳之島の病院に行ってくれませんかと言った。医者のいない、あるいは不足している地方や僻地でこそやりがいがあると思っていたから、前向きに考えさせてもらいます、と答えた。

その日徳田さんは全国の徳洲会病院の院長に招集をかけていて、向後のビジョンを語った。

冒頭で徳田さんは言った。

「医学博士は二割程度に絞って、これからは専門医、真に臨床に長けた人材を育成すべきと考える」

「無給医局制、その元凶である学位制の撤廃」をスローガンに掲げた青医連運動の先頭を切っていた徳田さんも丸くなったものだ、と私は思った。医学博士をゼロとするのではなく二割程度は残していいとは！

問いただしたわけではないが、徳田さんとしてはその「二割」は基礎医学に従事している者が取ればいいもので、地方の過疎地に病院を建てて地域医療に貢献しようとの意図を根底にしている徳洲会では博士号を持っているか否かは問題としない、むしろ、実地の臨床の実力を持った医者こそ欲しい、と考えての発言だろう。

かつて胸部外科でお世話になった母校の先輩で、教授にまでなっていた人が、私が浪人中と知って、関連病院の外科部長に推挙したいが、ちなみにあなたは博士号を持っていますか、と尋ねてきた。一般彼はクリスチャンで、当時は私もまだ信者の端くれだったから気心通じるものを覚えていた。この先輩は温厚な人柄でいかにもクリスチャンという感じの人だったから、この質問には意外の感を覚えながら、学位の有無など些事と見なしてくれるだろうと思って「否」と率直に答えた。それでも新たな就職先を斡旋してくれるのでは、との期待を抱いてその時を待ったが、それっきりなしのつぶてに終わった。

俗欲には達観して捉われないと思っていたクリスチャンに失望したケースが他にもある。

かつて一高の剛腕投手、文武両道に秀でた選手として話題を呼んだと思われる人物に、内村祐之（ゆうし）がいる。彼は高校、大学を通じて野球に打ち込み、慶応、早稲田の強打者たちも手玉に取ったという。

一高から東大医学部に進んだ内村は、精神医学を専攻し、若くして教授になった。彼が博士号を取得したとき、小躍りして喜び、祝電を送って寄こした人物がいた。ほかでもない、父親の内村鑑三である。硬骨のキリスト者として知られたが、一高の英語教師を務めていた折、朝礼で明治天皇の肖像がおさめられた額にただ一人敬礼しなかったとして、「不敬事件」と騒がれ、免職に追いやられた。内村にとって崇めるべきは唯一キリストの神のみであり、明治天皇はあくまで一個の人間であるから、写真にせよそれに頭を下げることは、キリスト教で固く禁じられている偶像崇拝にほかならないとの言い分故である。

当然内村は、この世の名利には背を向ける人、超俗の人物と思っていたから、いかに一人息子とはいえ、博士号を取ったことなど歯牙にもかけないと思っていた。息子の祐之自体も、学位論文など自分の研究の一端であり、取るに足りないものと思っていたから、祝電を寄こすなど、父親の手放しの喜びように意外の感を抱いたという。祐之は鑑三が「不敬事件」まで起こした筋金入りのキリスト者で、その関心はもっぱら魂のことにあり、現に、キリストは天から雲に乗って降臨するとの聖書の記述を文字通りそのまま信じ、その日はいついつと啓示を得たと言って信者を引き連れ富士山の麓にこもったエピソードも持つ人だったから、息子が博士になったという世俗の名利に狂喜するとは考えられなかった。たとえ時代が「末は博士か大臣か」と、立身出世の頂点に博士（医学博士に相違なかった）を挙げていたとしてもだ。

それかあらぬか祐之は、信仰の面では不肖の息子で、晩年、死期が迫った時、「自分は父親の信じている神を信ずることはできないから、葬儀は無宗教でしてくれ」と妻に言い残している。ちなみに祐之は、青年時代の剛腕ぶりとその見識を買われてプロ野球の何代目かのコミッショナーに抜擢された。

私は若き日、鑑三の「余は如何にして基督教徒となりしか」に感銘を受けた。英語に長けていた鑑三は、この自伝を最初英文で書いた。How I became a Christian? のタイトルで発表し、日本の翻訳者が逆輸入する形で邦訳したのが「余は如何にして……」である。

私の高校の同級生もこの一書にいたく感動し、結婚生活に破綻をきたした鑑三が傷心の身を一時期置いたアメリカに憧れ、留学生として彼の地へ発った。

敬愛してやまない鑑三だっただけに、息子祐之の著作で先の一件を知って、鑑三も俗人だったか、と見損なったものである。

余談に及んだ。「日医ニュース」なる医師会発行の業界紙がある。平成十九年六月二十日号に、皮膚科医片岡葉子氏の一文を見出して、私は快哉を叫んだ。

「勤務医のひろば」なるコラムに「絶滅危惧種」と題された文章である。

彼女は自らを「絶滅危惧種」と自嘲気味に呼ぶ理由をいくつか挙げている。

第一には、勤務医を長く続けていること。一般に、皮膚科医は大学病院で研鑽を続け、それこそ「医学博士」の称号を得たら、それを手みやげに早々と開業してしまう傾向がある。元手がさほどかからないこと、看護師などのスタッフを必ずしも要しないこと、受付、会計などは身内の誰彼で足りること、等の理由による。

その元手も惜しむならしばらく病院に勤めるだろうが、皮膚科の水揚げは内科、外科、整形等のいわゆるメジャーと呼ばれる科に比較して少なく、スタッフも一人かせいぜい二人で済むマイナーな科だから病院では肩身の狭い思いをする。発言権も乏しいからよほど「我が道を行く」の信念の持ち主でない限り居心地の悪いものを覚え数年で退職、開業に走る人が多い。片岡さんが何年勤務医を続けているのかは知らないが、公立の大病院でマイナーな科ながら部長職にあるからには十数年は続けていよう。その理由として三つを挙げている。

① 若手医師を教育し、優れた臨床医を増やすこと

② 日常診療に直結した臨床研究をし、エビデンスに基づく、よりよい医療の発展に寄与すること

③ 診療所での難治例を引き受ける後方支援者としての使命

ちなみに片岡さんはアトピー性皮膚炎に関して一家言を持ち、多くの皮膚科医が漫然たる治療を続けながら治せないでいるこの厄介な皮膚病に取組んで好成績を収めている。

その片岡さんが絶滅危惧種たる理由の二つ目は、「学位を持たない診療科部長」であることだという。

病院の診療科部長ともなれば学位を持っている医師がほとんどだが、彼女はあえて取らなかった。その理由をこう語っている。

「卒業直後は基礎的研究に興味があったが、臨床の奥は深く、学位取得のための研究が良い臨床医となるために役立たないと悟り、その時間を無駄なく臨床の研鑽に当てたいと考えてきた。優れた臨床と優れた基礎的研究が両立可能であろうか？　今まで観察してきた先輩たちを見る限り、不可能であると断言する」

大胆な発言である。臨床医として誰にも後指をさされない、一角の者になったとの自負がなければ、とてもこれだけの発言はなしえない。片岡さんの勇気に惜しみない拍手を送りたい。同時に、彼女にならって学位などには背を向け、ひたすら臨床医としての研鑽に努める学徒が後に続くことを期待してやまない。

彼女は家庭では受験生を子に持つ母親でもあるが、医学部合格率の高さを売り物にする中高一貫の進学校ではなく、普通の公立中学へ進学させた。これが絶滅危惧種と自称する第三の点だという。

子供を中高一貫教育の私学に入れるのは、医師を筆頭とする裕福な親であるが、片岡さんはこうした世の風潮にも厳しい目を向けている。

時流に流されず、物事の真髄を見すえて我が道を行く、片岡さんのような人が増えれば、日本の医療界も少しはまっとうな道に軌道修正されるだろう。

外科教授は手術をしなくても勤まる？

大学教授の中には、教授になった途端に勉強、研究をおろそかにしてしまう人もいる。

埼玉の病院にいた頃、私はそうした人物を見た。埼玉県にある医科大学はほんの数校だが、埼玉医科大学と自治医科大学の外科教授は、どうしてこの人が教授になれたのか、と思わせる人物だった。国立大学の外科教授は手術よりも論文を書くことに精を出して学会で重きをなそうとするが、手術の腕のほどはさっぱりという人が多い。既述したように私の母校京大の戸部、日置教授がその典型であった。私立医科大の教授はそうではないだろう、現に私が手術見学に通った東京女子医大消化器病センターの教授は、一人を除いていずれも練達の国手であったから、埼玉に新設された私立医科大の外科教授も、さぞや腕に自信のある人だろうと思っていた。

ところが、埼玉医科大の外科教授は東京医科歯科大の、自治医大の外科教授は東大の出身者だったが、いずれも手術室で執刀医として立つことはなく、執刀は助教授以下の部下に任せていた。もと国立大の助教授だったから、手術よりももっぱら論文を書くことにエネルギーを費していたのだろう。教授の選考で問われるのは学位の有無と論文の多寡であって、手術の腕のほどは確かめようがないから問題視されないのだ。

もっとも、近年は、少なくとも外科系の教授の選考にあたっては、手術の手際を重視する傾向がある。これには多分にテレビの影響がありそうだ。

「プロフェッショナル」とか「凄腕外科医何とやら」の番組で難手術をこなしている国手たちの紹介番組が折々放映され、そうした外科医を擁する大学には世間の注目が集まり、藁にもすがる思いの病人がどっと押し寄せるからである。テレビにも登場する看板外科医がいるということで、その大学病院は一躍ランクアップされ、医学界でも一目置かれる存在となる。

四年ほど前、一人の中年の外科医が私に会いたいと言ってはるばる九州からやって来た。産業医科大学の准教授のUと名乗った。同大学の名は日頃あまり耳にしない。昔流にいえば駅弁大学で、医科大学のランクでいえば下の方だろう。医学生の国家試験合格率も芳しくなかった記憶がある。

私は当時アキレス腱を切ってギブスをはめ、松葉杖をついてかろうじて動けるような状態で、憂うつな日々を送っているさ中だったから、見も知らずも聞きもしないU君と会うのは気が引けたが、

「僕は先生の『メスよ輝け!!　外科医当麻鉄彦』を読んで外科医になろうと決意した人間です。当麻鉄彦を目指して腕を磨いてきました。専攻は彼と違って胸部外科を選びましたが、修練を重ねて

きたつもりです。その成果をぜひ先生に見ていただきたいのです。学会が関西であって近くへ参りますので、淡路島まで伺います」

熱い口調でこう言われては断るのも野暮と思われたから、諾の旨返した。

現れた人物は、大柄でなかなか押し出しがよく、精力的な壮年の男だった。挨拶もそこそこに、彼は持参したiPadを開き、自分が手がけた手術の動画を見せた。肺癌の手術だが、リンパ節転移を合併し、肺動脈にも浸潤している進行癌で、並の外科医なら手が出せない代物を、U君は果敢に剥離を進め、紙一重のところで動脈と癌を切り離し、リンパ節も根こそぎ郭清する手際を見せていた。

「実は、金沢医大の教授選に立候補しており、書類審査では三人の中に入りました。最終審査では実技を示すことになっており、この動画を見てもらうつもりです」

感嘆の意を表した私に、U君は得意満面、こう言ってiPadをおさめた。

この動画はインパクトがある、金沢医大もまた産業医大とどっこいどっこいの駅弁大学と称される部類の大学だから、これだけの手術の手際を見たらU君を欲しいと思うだろう、胸部外科の国手として看板教授の一人になると期待し、嘱目するに相違ない、と思われた。

はたせるかな、数か月後、お蔭様で教授に推挙されました、と、朗報がもたらされた。

博士号の有無や論文の多寡でなく、手術手技に長けているかどうかが外科教授の第一の目安になるべきで、国立大学の教授選は以て範とすべきである。

天皇の手術に見る時代の変遷

昭和天皇の崩御の原因が膵臓癌であったことは今でこそ大方の国民の知るところであるが、当初宮内庁の侍医団が発表した病名は「慢性膵炎」であった。メディアのみか、天皇ご自身にも侍医たちはその病名で通したようだ。

診断がついた時、いずれ黄疸や腸閉塞がくると思われたから、事前に手を打つべく侍医たちは手術が必要とみなし、執刀医に指名したのが東大の森岡教授であった。彼を膵臓外科の第一人者とみなしたかどうかはわからない。天皇の玉体にメスを入れるのは日本の最高学府東大のトップでなければならないと、自らも東大出の侍医たちはそんな固定観念に捉われていたからだろう。

幸か不幸か、森岡教授は国立大学の教授にしては珍しく手術のうまい人だった——と、これは後年、彼をよく知る東京女子医大の羽生富士夫先生から聞き知った——から引き受けたものの、論文ばかり書いて日頃あまり手術を手がけていない人だったら、いかに東大教授といえど尻込みしただろう。

膵臓外科の第一人者は、私が多年にわたってその手術を見学させてもらった先述の羽生教授で、膵臓の手術を一千例手がけていた。世界中を見渡しても、それだけこなした人は他にはスペインのキャメロン教授しかいない。だから、昭和天皇の手術の指名を受けるのはてっきり羽生さんとばかり思ったから、そうでなかったと知って意外の感を抱いた私は、後日羽生さんに、侍医団から打診はなかったかどうか尋ねた。羽生さんは、「その旨の動きがあったようなことを言ってくれる人もいたが、国立二期校千葉大出の私など東大出の侍医団は歯牙にもかけなかったでしょう」との返事を寄こされた。

腑に落ちなかった。出身大学と腕の良さは別物であろう。豊富な経験と実力を兼ね備えた国手にこそ天皇の手術は委ねられてしかるべきと思われたからである。

羽生さんが国立大二期校出身だから駄目というなら、東大出の国手もいる。羽生さんと並ぶ、押しも押されもせぬ消化器癌の手術のオーソリティ梶谷鐶（たまき）先生だ。

私は羽生さんの手術をほぼ隔週に八年余見学したが、その後の約二年間は大塚の癌研病院に通いもっぱら梶谷さんの手術を見学した。

「先生はおいくつになられました？」

と、ある日更衣室でたまたま出くわしたので不躾な質問を放ったところ、梶谷さんはやや憮然たる面持ちで「七十六」と短く答えられた。その年にしてメスを執る手はいささかも震えることなく、乳癌の手術はメス一本でスイスイと進め、まさに白眉の芸術品を見る思いだった。

梶谷さんと並び国手の名をほしいままにした東京女子医大消化器病センターの創始者中山恒明氏は、食道癌の世界的権威であった。私がセンターに通い始めたころ時折手術室で見かけたが、手が小刻みに震えていた。当時で七十歳前後だったから、まだまだ手が震える年ではないと思われたが、中山さんは大のジョニ黒好きで、多少アル中気味だったようだ。

昭和天皇の癌が発見されたのは一九八八年だから、一九〇九年生まれの梶谷さんは七十九歳、まだメスを執っておられたが、さすがに宮内庁の侍医たちはその高齢に懸念を覚えて指名をためらったのかもしれない。

ちなみに梶谷さんは昭和天皇の崩御後二年して他界された。享年八十二歳、死因は大腸憩室からの大量出血だったと聞いている。

時代は変わった。それから十数年後、天皇（現上皇）は前立腺癌の手術を東大病院で受けられたが、美智子妃は夫の病状がどのようなものであるか、手術のリスクや合併症など詳細な説明を主治医に求め、天皇もそれを確と聞き、納得した上で手術に臨まれた。

さらに十年後、心臓の異変が発見され、冠動脈の一部が詰まっている、長い目で見ればステント術よりも胸を開いて心臓を露出し、詰まっている部分はそのままに迂回路を作るバイパス術が好ましい、と聞いて手術を選択された。そして、なんと、執刀医に選ばれたのは、東大の外科医ではなく、私立医科大出身の天野篤順天堂大教授であった。しかも彼は、二浪してようやく日本大学医学部に入った苦労人である。私学の雄慶応に比べれば、日大は難関校ではない。つまりは天野さんは決してエリートではないが、負けず嫌いな性格と相まって研鑽に研鑽を重ね、ウデを磨いた結果、百%に近い手術成功率を誇り、噂を聞きつけてあまたの患者が押し寄せる心臓外科の第一人者となった。わけても、それまでバイパス術は心臓が動いているとやりにくいというので動きを止めて代わりに心臓の役割を果たすポンプ（人工心肺装置）を用いて行うのが大方の趨勢だったが、天野さんは心臓が拍動したまま、つまり、ポンプを用いない「オフポンプ」術を率先取り入れ、良好な成績をあげてきた。冠動脈は心臓の表面を這っているから心臓が動いていればやりにくく、その分技術を要するが、天野さんはそれだけのテクニックを会得し、他の追随を許さなかった。その実績は自他ともに認めるところがあったから、侍医団も天野さんに白羽の矢を立てたのだろう。

天皇は民間の美智子妃を皇后に選んでから従来のしきたりを次々と破っていかれた。子供が生まれればすぐに母親から引き離して侍女が育てるのが習わしだったが、美智子妃はあくまで自分の手もとに置いて育てることを主張し、天皇も彼女の意向をよしとし、足並みをそろえられた。

バイパス術に際しては、美智子妃は前回の前立腺の手術の時にもまさって、天野教授に根掘り葉掘り、納得のいくまで説明を求めた。天野さんは、バイパス術のみならず、左心耳を縫縮するという手術をつけ加えることも進言した。合併症として懸念される心房細動、それに併発しかねない脳塞栓を予防できるからだ、と。なぜなら、心房細動が起こると、左心耳内で血栓が生じ、これが脳に飛ぶ恐れがある、左心耳を縫縮してしまえばこのゆゆしき合併症を予防することができる、と。美智子妃は深く納得して天野さんに夫を託した。

余談になるが、天野さんは浪人時代、私が原作を書いて集英社のコミック誌「B・J（ビジネス・ジャンプ）」に連載された「メスよ輝け!! 外科医当麻鉄彦」を愛読し、当麻を理想の外科医と目してきたという。当麻鉄彦は半ば私の分身であり、肝移植以外、彼が作中で手がける手術はすべて私が経験したものにほかならないが、彼はまた私の理想像でもある。

気の重い、時には避けたいと思う手術もある。多量の出血が予測されるが輸血は許されない「エホバの証人」の何人かの手術はまさしくそれだった。そんな時、私は自分が創造したキャラクターながら当麻鉄彦を思い浮かべる。彼ならばどんな困難な手術にも果敢に立ち向かうだろう、自分もそうあらねばと自らを奮い立たせたのである。

当麻鉄彦は国立大の医学部を出て母校の外科医局に入ったが、すぐに教授たちの手術の手際に飽き足りないものを覚え、早々に母校を離れて上京、関東医科大の消化器病センターの修練士に志願、六年間の修行を終えると、才能を認められてスタッフに残るようにとの教授の慰留を振り切り、武者修行の旅に出る。消化器のみならず、呼吸器、泌尿器、乳房等、オールラウンドにこなせる外科医を目指して。無論、彼の眼中に博士号のことなど微塵もない。ひたすら手術の研鑽に明けくれる。そうして本邦初の脳死肝移植を片田舎の病院でやってのける。それも、名利に駆られたからではなく、それ以外に患者を根本的に救う手だてはないとみなしたからである。

私はこの全十三巻に及んだ「孤高のメス」シリーズで、青医連が突きつめ切れなかった大学病院の問題点をもう一度あぶり出し、学位制がいかに有名無実なものであるかを訴え、しかして第二の青医連運動を喚起せんと意図したのである。

学位制に異を唱えた大学人

青医連運動は教授を頂点とする医学部中枢の面々の眉をひそめさせ、拒絶反応に駆らせたが、大学人でこの運動にシンパシー（同情）を寄せ、真摯に受けとめて、学位制をなんとかしなければと真剣に考え、思い悩んだ人物がいた。阪大の教授を勤め、新設成った岡山の川崎医科大学の学長に抜擢された水野祥太郎先生である。

先生は「医学教育論——新しい医学教育を求めて」なる一書を著された。文中、卒後研修の件で、「〝博士号〟という怪物」と題して、こんなふうに書かれている。

「日本ではいままで、卒後の若い年代の大きい目標が博士号をとるということに集中されていた。このこれが、臨床研修をイギリス・アメリカなどに比べて著しく半端なものにした罪は大きい。このことは戦前遠くから多数の人に気づかれていて、大正のはじめであったか、ベルリンに集った留学生の俊秀が、ドイツの亜流と称しながらも、その実、ドイツ医学に比べて臨床軽視のはなはだしい日本医学の体質を憂い、帰国後〝博士号を取らない〟盟約を結んだ実例さえあるという。戦後、英米を訪れて卒後の臨床研修に驚いた人たちの多くも同じことが頭に浮かんだに相違はないし、日本の専門医制度への動きの中にも、これが意識されていたことに疑いはない。青医連によって、これは〝医師内の差別廃止〟などと他愛ない題目にすり替えられたとはいえ、その〝博士号拒否〟の最初の動機のひとつには、やはり同じ意識がはたらいていたはずであると思う。

しかし、ふたたび残念ながら、現状ではそうはなっていない。若い医師たちの中に、やはり博士号は厳然として大きい影を落としているのは事実である」

そして著者は、こんな大胆な打開策を提案している。

「私自身はいままで学位妄者に対しては、私自身に対してもそうであったように、ずっとすげなくしてきたのであるが、新しい時代の波が押し寄せて学位否定の方に傾いてくると、その一便法として、全卒業生に簡単に学位を与えてしまうという処理方針も生まれてくるかもしれない。このところ、外部の波の動きをみつめながら、今までの弟子たちには、与えてしまうか、思い切らせるか、早く学位問題のかたをつけないと、どうも新体制の運営にわだかまりが生じそうである」

水野先生が博士号を取っておられたかどうかは知らない。「私自身に対してもずっと博士号にすげなくしてきた」とは、博士号に背を向けてきたとも、背を向けてきたが大学教授になるためにやむなく取ったとも取れる。大学教授で整形外科のバイブル的テキストを書いた呉教授や、東大の物療内科の真鍋教授、病理学の権威で鍍銀染色の考案者鈴木清氏らは博士号を取っていないとシンパシーをこめて書いておられる。

水野先生はメッサーザイテ（外科系）の整形外科のエキスパートとして内外の一流の同学の士と交流が深く、海外の臨床教育の事情にも通じておられただけに、日本の旧態依然とした卒後教育、ことに外科系のそれに深い憂慮を覚えたに相違ない。こうも書かれている。

「日本では卒業すると教室に入って臨床訓練を受け、また研究ということをする。そして博士号を取るために勉強することをあたりまえの道だと思う。例えば外科へ入るとメスを取って実際に患者を扱うことに終始するかというと、しからず、患者の受持はきわめてわずかであって、その代わり上級の助手の研究を手伝わされたり、基礎学科的な仕事をやらされる。そのうち自分の研究の番が回ってきて、論文の構成から文章なども先生が手をとって直してくれ、その人の名で発表して博士号を取らせてもらう。

このようなあり方の最大の欠点は、これによって本当の臨床の訓練が行われないことにある。ことに新設大学の現状などを見ると、患者数が少ないので卒業早々から研究を手伝って、動物実験でそこはかとなき成績を出すことによってみずから医学の大家に値するような気分になり、臨床医学の深さ——一流の頭脳と人格とが一生努力してもなお足りないほどの深さ——を判らないでいい加減で中途半端な医師ができあがる」

誠に至言である。

つい最近八十七歳で物故されたが、鹿児島大出で同学の学長まで務めた井形昭弘氏は、水野氏と違って神経学を専攻にした内科医であるが、二〇〇九年に「医の心」と題した小論の中で、こう書いている。

「大学の研究室で教授の言う通り動物実験をしていた医者が、突然聴診器を持つこともままあります。両者はあまり関係がありません。研究と臨床の評価は明確に分けるべきです」

これに先立つ二〇〇二年、マスメディアから初めて（おそらく）医学博士不要論が出た。二〇〇二年二月七日、読売新聞の論説委員五阿弥宏安氏がこんな論説を書いている。タイトルも「臨床医に学位は不要」とそのものズバリで爽快だ。全文を紹介しよう。

「医学博士号と掛けて『足の裏の飯粒』と解く。その心は『とらないと気持ちが悪いが、とっても食えない』。

日本では毎年、医学博士が何千人も誕生する。こんなに多い国も珍しいのではないか。

効果が疑わしい民間療法の本などにも『医学博士』の肩書が目立つように書いてあったりする。

医学博士であれば臨床能力も優れていると思ったら大間違いだ。

学位のテーマは、生化学の実験データの分析など、基礎医学の研究が圧倒的に多い。研究者の養成が目的だから当然とも言えるが、肝心のテーマは独創性に欠け、臨床の役には立たないものが少なくない。

苦労して医学博士になっても研究者として生きる医師は数少ない。医療現場で働く医師が圧倒的多数だ。彼らに必要なのは学位の箔付けより優れた診断、治療の臨床能力であり、患者もまた、それを求めている。

ドイツ医学をお手本にした日本の医学教育では、臨床より研究が重視されてきた。教授も研究業績で選ばれ、臨床能力はさほど問われない。猫も杓子も医学博士という風潮は、その弊害と言えよう。優れた研究者を育てることは大切だが、優れた臨床医を育てることも、それ以上に大切である。大学によっては臨床重視を目指す改革の動きが出てきたが、まだ一部にとどまっている。米国では医学博士ではなく、訓練を積んだ専門医が評価される。これが本来のあり方だ。日本でも専門医や認定医はいるが、学会によって認定基準がばらばらで信頼性に欠ける。国民が安心できる良医の育成システムを早く作るべきだ。

臨床医に学位はいらない。」

よくぞ書いてくれたという思いで、私は欣快にたえない旨さっそく五阿弥氏に手紙を書いた。医療界の内部事情に精通し、当時ようやく米国式の専門医制にならう動きが出始めていたから、それへの期待がこめられた一文であるが、欠陥もズバリ指摘している。すなわち、「専門医や認定医の認定基準が学会によって異なり、あいまいなこと」である。この論説が導火線となって学位不要論が奔出することを期待したが、残念ながら線香花火に終わってしまった。

ところが二〇〇八年四月、やはり読売新聞の「論点」に画期的な論説が載った。筆者は五阿弥氏のような医療界外部の人間ではなく、内部の、それも慈恵医大内科教授、日本医学教育学会副会長、日本医師会常任理事の要職にあった橋本信也氏である。この論説を書いたときは七十四歳、前年からその年にかけて露見した博士号謝礼事件にまつわる一文で、見るに見かねての寄稿であろう。

昨今好餌とばかりマスメディアの俎上にのせられている医学部不正入試事件で真っ先に槍玉にあげられた東京医大がこの時も主役だった。過去三年間に医学博士の学位論文審査に関わった教授三十三名が、博士号を与えた大学院生らから現金十万円を謝礼に受け取ったとして収賄容疑で文部科学省から立ち入り調査を受けたという。

博士号というとっておきの肩書、後生大事にしたいと思う褒美をくれた教授たち（学位の審査には原則教授三名が関わる）に、なけなしの金をはたいてでもお礼をしたいと思うのは人情であり、今に始まったことではないだろう。無給の大学院生や医局員にとって、教授一人に十万、三人で三十万の失費は決して安くないが、大学からの収入はなくとも、現実にはマンパワー不足の民間病院の日当直で月に二、三十万円の収入は得ているから、一日三度の食事を一度に減らし、遊興費を節約して二、三カ月も我慢すれば捻出できる額である。そこまでしなくても、俺（私）、医学博士になったよ、ついては教授にお礼をしたいから三十万円を工面してくれないかと親に頼み込めば、息子なり娘なりが博士になったとあれば誰彼に自慢できる、お安い御用だとばかり、親はほいほいと金を出してくれるだろう。

審査に当たる教授たちが、十万円出せば学位をくれてやるなどと、口裏を合わせて言うはずはないから収賄罪などは成立しないが、申請して学位を得た者がいわば慣例的に謝礼をすることは教授陣にも知れ渡っているはずで、大学教授の給料などせいぜい年俸で五百万程度でたかが知れているから、一件につき最低十万円、時に二十万円の臨時収入は、それこそ「棚から牡丹餅（ぼたもち）」、「濡れ手で粟のつかみ取り」の類（たぐい）であろう。自らはこれこれ出せと言わなくても、学位を与えてやれば礼金を持ってくるのが当たり前とわきまえていれば、一人でも多くの者に学位を与えてやろうと手加減を加えたくなるのが、これまた人情である。いささか整合性に欠ける、こじつけ、強引なつじつま合わせのきらいがある論文だと思っても、牡丹餅が目に浮かべば、ま、この辺で手を打ちましょうやということになりかねない。

橋本信也氏は真剣に若手医師の卒後教育のあり方に心を砕いていた真の教育者とみなされたが、私がかつて医学博士号の粗製乱造を問題提起した日本医学教育学会で、後押しとなるような発言をされたことはなかった。聖路加の故日野原重明先生もこの学会には熱を入れておられたが、もっぱら医師のマナー教育の必要性を説くばかりで、学位制を俎上にのせた発言はなかった。それどころか、学長を務めた看護大学には旧態依然とした大学院を設け、看護師にも学位を取らせる道をつくった。日野原先生は多くの著書を世に出したが、その肩書のどれにも「医学博士」と書かれたものを見たことがない。母校の後輩で、舞鶴市民病院で優れた外国人臨床家を招いて問診の取り方から視触打聴診の基本的なテクニックの重要性を若い医者に叩き込むことに専念した松村理司君は、自らも学位は臨床の妨げ以外の何ものでもないとこれに背を向けた人だったが、我々の先輩日野原先生も学位は取っていないんじゃないですか、と私に言ったことがある。それなら喝采ものだが、聖路加看護大学に学位コースを設けたのには失望を禁じえなかった。

看護師になぜ博士号など必要だろう？　大学の教職を目指すならいざ知らず、大方の看護師は卒後は医療の現場に出るはずだ。看護大学を出た看護師は大病院の看護部で師長のポストに就くことを約束されているかもしれないが、それにしてもいきなり師長にはなれないだろう。せいぜい主任として外来なり病棟に派遣されるはずだが、そこで求められるのは現場での指導力、患者からの信頼である。それには、まず第一に、採血、注射の技術に長けていることが求められる。大学病院ではもっぱら研修医に課される作業であるが、採血はさておき、点滴静注は大学病院といえど看護師の業務とされることが多い。一般の市中病院では、採血、点滴はおろか、ワンショットの静注でもまず看護師の役目だ。

看護理論ばかりで採血や静脈確保がろくすっぽできないような看護師は、同僚のみか患者からも煙たがれる。

当地でも、唯一の総合病院として県立淡路医療センターがあるが、ここに勤務する看護師は、看護大学出は少ないとしても、ほとんどが高等看護学校出のいわゆる「正看」である。しかし、評判は芳しくない。採血を一発できめる技術を持った看護師が少ないのだ。血管が浮き出ている患者の採血はどうということはないが、ぱっと見血管が透けて見えない患者の採血は何度もしくじって患者を痛い目に合わせたあげく、「あんたの血管は厭っ！」と捨台詞を吐いて患者の腕をはたき、そっぽを向いてしまう看護師もいるようだ。

そんな患者が何人か当院に通院している。当院の看護師は二人いるが、いずれも採血に長けていて、まず一発で決める。透見できない血管も、触診で探り当てて上手に取るのである。たいていは肘窩（ちゅうか）で探り当てるが、たまに手背の細い血管でしか採血できないことがある。県病の看護婦さんには何度も突かれて泣いたわ、という患者も、当院の看護師はたいがい一度で決める。診療所の看護婦さんは注射が上手だ、ともっぱらの評判で、私も鼻が高い。

　橋本氏は現役を退いた立場だったから、ようやく、機微に触れる博士号の問題に忌憚（きたん）のない意見を公（おおやけ）にできたのだろう。論説のタイトルも、「臨床医に学位は不要」と喝破した五阿弥氏ほど切れ味は鋭くないが、「学位より臨床能力を磨け」と銘打って持論を展開された。副会長の要職にあった日本医学教育学会の現場でこそ繰り返し訴えてほしかったが、さすがの橋本氏もインサイダーの立場からは歯に衣着せぬ発言は臆すところがあったのだろう。大学や医師会のしがらみから解放され、七十代の半ばの老境に達してもはや何はばかるところなしの境地に至ったから、久しく胸中にとどめていた学位の問題にも踏み込めたのだろう。いわく、

「博士号の意味も変わってきた。かつては『取らないと気持ちが悪い』として『足の裏の飯粒』と揶揄されたように、取得することが医師の一里塚のようになっていた。臨床の修練には直接関係ない基礎的研究で学位申請をしたり、医局の先輩による研究を論文にしたり、という例も少なくなかったようだ。だが近年は、臨床に役立たない基礎的研究で博士号を取るより、臨床現場で役立つ専門

医資格を望む医師が増えている」

だが、この専門医制も、既述したように、内視鏡や心臓カテーテルの分野では実技が評価されるが、内科、外科、整形といった一般の科では学会に出てさえおれば自動的に取得でき、さらに五年ごとの更新もされるという甘いもので、橋本氏もこの欠陥を指摘している。

「専門医の認定基準は学会によってまちまちであり、更新は試験などでなく学術集会出席を要件とする学会が少なくない。専門医の質を保証しているとは言い難い現状だ。さらに厚生労働省が専門医資格の広告を認めた（博士号の広告は認めていない：著者註）ために取得希望者が急増し、専門医濫造に拍車をかけた。質の向上こそが喫緊の課題であり、日本学術会議、日本医師会が制度の見直しを提言したが実現には至っていない。

研修医の多くは臨床能力を磨き、技量を備えた専門医になることを望んでいる。それは〝患者中心の医療〟にも不可欠だ。良医とは、患者に共感する心と優れた臨床能力を兼ね備えた医師をいう。臨床能力は、医学部卒業後も絶え間なく研鑽する生涯教育で達成される」

では専門医制と学位制はこのまま共存していいのか？　それについても橋本氏は明快にこう述べている。

「博士という基礎的研究者の養成と、優れた臨床能力を備えた専門医の養成は、本来別々の教育システムが必要だ。臨床医に必要な研究心は、学位取得によってのみ培われるのではない。日常診療の中で、病気の原因究明や診断技術、治療法の研究は重要であるし、患者との心の通い合う人生哲学からも、十分学ぶことができるのである」

私が八年余、隔週に手術見学に通った東京女子医大消化器病センターの羽生富士夫先生は、師事した恩師中山恒明氏の葬儀の弔辞で、こう切り出している。

「中山恒明先生は、わが国には明治以来『医学博士』という制度が公認されているが、これは、臨床とはまったく無縁の研究に対しても授与されるものであり、大学は医学博士製造工場と化し、医学博士のタイトルを取得した医師を売り物に臨床を始めるという、まったくおかしな制度である。アメリカでは医学部卒業後の臨床訓練の場としてレジデント制度が確立し、厳しい修行の末に、その一部が専門医資格を得るという臨床訓練を重視している。このシステムをわが国にも導入すべきだが、国立大学では叶わなかったこの理想を私立の東京女子医大では具現化しなければならない、とお考えになり、教授会を説得し、ついに昭和四十一年に独自の『医療練士』制度が誕生したのでした。

それから二十年も経てからわが国でも各学会が専門医制度を論ずるようになりましたが、今更に、中山恒明先生の先見性と医療哲学に鑽仰（さんぎょう）する次第です」

欧米式のレジデント制にならった「練士制」は世の注目を浴びたし、虎の門病院や聖路加国際病院では欧米の名称そのまま、六年間のレジデント制度を取り入れたが、「医療練士制」も「レジデント制」も、全国的な広がりには至らず、博士号に取って代わる「肩書」にもならなかった。既述したように、練士でありながら学位欲しさに手術そっちのけで病理学教室に出入りする不届き者もいたし、技術は練士生並みながら学位を乱発することで練士たちの人気を得ている教授もいた。六年の修業を終えて「医療練士」の卒業証書を得ても、その肩書を名刺に刷り込むこともなかったであろう。もっとも、六年の修行ではよほどの才覚、勤勉さの持ち主でない限り外科医として完熟の域には達しえないから、誇りかに肩書とするほどのものではなかったであろう。六年間の修行の一つの到達点は胃全摘術だと聞いた。しかし、消化器外科の領域は広い。胃全摘術よりもはるかに難しい手術は、食道癌、肝胆道癌、膵臓癌に対するもので、これらをマスターするには六年に倍する年月を要するであろう。水野祥太郎先生が喝破されたように、臨床医学はまさに「一流の頭脳と人格とが一生努力してもなお足りないほどの深さ」を秘めており、それを究めうる医者は十人にようやく一人あるかなしかなのである。

博士号も練士に似たりよったりで、臨床医の資質、技量、識見を表すものではおよそないのだが、いけないのは、その肩書が名刺に刷り込まれ、マスメディアで喧伝されることである。

新新医学教育論

これまではもっぱら学位に絡んだ卒後の医学教育のあり方を述べてきたが、問題は卒前教育、否、大学入試のあり方にもある。

親が医者であれば子も医者という家庭が少なくない。ことに開業医の場合は、馬鹿にならぬ投資をして建てた病院なり医院なりを自分一代で終わらせるのは惜しいと考え、少々出来が悪くても何とか子供に跡を継がせたいと、大枚をはたいてでも子供を医学部に入れようとする。

私にはそうした親馬鹿の気持がわからない。いや、理屈はわかるが、そうした親は臨床医学の厳しさが本当にわかっていない、骨の髄まで沁みていない。

私は二男二女を得たが、一人として、医者になってほしい、金を積んでても医学部にもぐり込んでほしいと思ったことは一度もない。

私は小学生の時に「密林の聖者」と謳われたフランス人医師アルベルト・シュヴァイツァーに憧れて医者になろうと決意し、受験期までその思いは揺ぐことがなかった。さいわい現役で五・五倍の倍率、定員五十五名という難関を突破し得たが、もし浪人の憂き目に遭ったら、初志を貫徹できていたかどうか、はなはだ心もとない。父はしがない小学校の教員を十八年、戦後は百貨店の女子教育係に転じたサラリーマンでおよそ裕福な環境ではない。子供は私一人だったが、何千万もの大金を工面して息子を私学の医科大学にもぐり込ませるだけのゆとりはなかっただろうし、浪人はせいぜい一年、大学は国公立に限る、それが駄目ならあえて医者になることはないという信条の持主だったからだ。

医学部入学式の式辞で、医学部長が受験の内幕を披露した。それによると、合格者の最高点は千点満点中七八五点、最低点は七〇五点で、実にこの中に五十五人がひしめいており、諸君はいずれ劣らぬ俊英である、などと褒めそやした。全学部の最高点は理学部に入った受験生で八五〇点だが、最低点は医学部の受験生が最高であった、つまり、それだけ難関であった、一点差二点差で泣いた受験生も毎年のことながら幾多いるから諸君はまさにエリート、選ばれた人たちなのだ、とも。

実際、二浪して入ってきた同級生の某君などは落ちた二年とも一点差二点差に泣いたという。

数学の教師が最初の講義の時、今日は授業はしないと言って我々一同を吉田山に連れて行き、そこでぐるりと輪になって坐らせると、皆初顔合わせだろうから、簡単に自己紹介し合おう、出身地と氏名、それにひと言何か感話をと言った。

驚いたことに、東大も受験して落ちてきた男がいて、「僕は本当は東大に行きたかったけど……」などと女々しいことを言っていた。その年東大は例の樺美智子さんがデモ中圧死するという惨事を招いた安保闘争のあおりを食って学内は乱れ、一次試験はなく二次試験のみという異常事態になった。二次試験は京大の三日間にわたる試験が終わった次の日に行われたから、受けようと思えば両方受けられたのだ。

かと思えば、東京の進学校・日比谷高校の出身ながら京大に入ってきた一浪の男がいて、「日本のはきだめ東京から逃げ出したくて僕は京都へ来た」と、口を歪めていかにも憎々しげに言い放った男もいた。

だが、もっとも印象的だったのは姫路東高出のU君の口上だった。いわく、

「最低点が七〇五点ということだったが、僕はその最低点でかろうじてすべり込んだと思う」

なかなか言えないことだから私は感心し、U君が好きになった。

数学の講師は小針といった。名は体を表すというが、小針先生にはまさしくあてはまった。彼は身長一四〇センチもない小男であった。だが頭脳は抜群のようで、その講義は難解だった。一日休んだらついていけないほど密度の濃い内容だったから、小男であることがかえって光って見えた。

それにしても、数学にとどまらず、教養課程一年目の講義科目は、他に数理統計、物理、化学、英語、

独語、医学英語、医学独語と、まるで受験時代の延長で、しかも、赤点（六〇点未満）を一つでも取ったら落第と聞かされたから、生真面目な性分の私はこれを真に受けて受験時代さながら机にかじりついた。

夏休み明けに全科の試験が一斉に行われるというので、郷里にも帰省せず、蒸し暑い京都の下宿にひとり残って――下宿生は他に五、六人いたが皆帰省していた――試験勉強に明け暮れた。

八月も末となり、休暇も尽きていよいよ試験日が迫ったある日、ジャン・ジャック・ルソーの懺悔録上中下三巻の厚い文庫本を本屋で見つけた。啓蒙思想家で教育者、雲の上の人と思っていたルソーが、案に相違して、波乱万丈の人生を送ったことを知り、三日かけて読み終えたときには、人間万事塞翁が馬、落第もまたよしという心境に至り、不思議なほど落ち着いた心境で連日の試験に臨み得た。その最初の試験で好成績を得たおかげで、二年目の成績は皆目駄目だったが、無事専門課程に進めた。一割の五、六名が追試もクリアできずに留年させられ、その一人、沖縄から来た男はぷっつり姿を消してしまった。人柄の良さそうな大人しい男で、沖縄ではエリートであったろうし、そのまま進めば良い医者になったであろうと思われたのに、気の毒なことこの上なかった。

この体験からして、医学と無関係な教養課程の二年は高校の受験時代を繰り返すようなものでまったく無駄なこと、科目としては医学ドイツ語と英語くらいにとどめ、それ以外は医師のマナー教育を徹底的に叩き込むことに当てるべきだと思った。

というのも、卒後に勤めた片田舎の病院で、関西の私立医科大出の若い医師が数人入ってきたが、患者に対するその口の利き方に驚いたことがあるからだ。

「わかったか?」

「次は○○して来い」

と、相手を田舎者と見くびったかどうか、自分の親ほどの年配者に終始命令口調で対している。

おりしも新聞の論説に、こんなことが書いてあった。一角の紳士で肩書もある友人が風邪をひいて近在の病院を訪れたところ、若い医者に当たった、いきなり、「はい、あーんと口を開けて」ときた。息子のような若造のくせに、この横柄な口の利き方は何だ、何様と思ってるんだと頭に来て、二度とその病院には行かなかった、いったい大学の医学部は学生にどんな教育をしているのだと憤懣やるかたない顔だった、とそのコラム士は書いていた。

私はそのコラムを切り取り、乱暴極まりない口を利いている医者の机にそっと置いてやった。効果てきめんで、彼はその後年長の患者には敬語で対するようになった。

前にも書いたが、金持ちの坊々(ぼんぼん)で親の脛をかじってようやく医学部に入りなんとか卒業しながら、医者になった途端、俺はエリートだとばかり鼻高々となり、肩をそびやかして院内を闊歩する輩がいる。親のしつけも悪いが、わがまま放題に育って苦労を知らない、必然、人の痛みもわからない、人格も未熟そのものの人間がどさくさに紛れて医者になってくる。これこそ日本の医学部の問題点である。

アメリカでは、日本のように高校を卒業してすぐに医学部へ入ることは許されず、いったん他学部に進み、その卒業証書を担保に医学部を受けることになっている。実にすっきりしたシステムだ。他学部での勉強が日本の医学部の教養課程に相当すると思えばよい。それにしては四年と長くロスのように思えるが、四年の間に二十歳を過ぎた成人となり、それなりの見聞も広めた上で、自分はやはり医者になりたいと明確な志を醸成して医学部を目指してくるから、成績が少しばかり良いからとか、親が開業医だからといった単純軽薄な動機で医学部を志願する日本の十八歳、未成年の若者とはひと味もふた味も違うようだ。

日本も医学部に限っては米国式のシステムを取るべきで、他学部で四年を終えた学生にのみ受験資格を与え、入学後は即医学専門の勉強を始めさせたらよい。それも、基礎医学に進む者と臨床医を目指す者とは別個のカリキュラムを組むべきで、たとえば医学生の特権であるような屍体解剖も最終学年に回し、選択制にすべきである。屍体解剖は専門課程に入った年の後半半年をかけて行われるのが昔からの慣例だが、いい加減こんな慣例は改めるべきで、卒業する頃には解剖実習で学んだことなど、臨床医を志す者もきれいさっぱり忘れてしまっている。生理学や生化学などに興味を持って将来はその分野の基礎医学者を目指す者にとっては、屍体解剖はストレス以外の何ものでもないだろう。生理学の井上教授がいみじくも最初の講義の冒頭述懐したように、解剖実習が厭で厭で医学部を中退して他学部に移ろうと思い詰める人間もいるのである。

卒業の年ともなれば、将来何科を専攻するかほぼ決まっているはずで、生理学や生化学を専攻すると決めた医学生には屍体解剖は免除し、その代わり生理学や生化学の研究室で実験に携わらせた方がいい。さらに言えば、屍体解剖は卒業の年か、せいぜいその一年前のカリキュラムに組み込むべきである。臨床医、ことに外科を志す者にとってはその方が記憶に残ってよほどためになる。

学位は国家試験並みにすべし

昔から学位は医科大学がそれぞれ別個に審査し、授与している。国が各大学にこうこういう手続きを踏んだ者に授与すべしと画一的な基準なりノルマなりを制定したわけではない。各大学の、それもほんの数名の教授の裁量権で決められるようだ。私の母校京大では審査に当たるのは三名の教授と聞いているが、現実には、申請者が属する医局の指導教官の発言が重きをなすと思われる。

国公立の医学部の学位審査には、論文のみか、英語と独語のテストも含まれると聞いたが、私立医科大はどんなものか？

東京女子医科大消化器病センターのS教授は、手術は練士並みかそれ以下の手際しかないから当然敬意を払われることはない、むしろ練士たちの多くは内心軽蔑しているはずだが、それでも彼に師事したがるのは学位をたやすく取らせてくれるからだと前に書いたが、その実態はどうなっているのか知りたいものだ。S教授が学位論文のテーマを与え、論文の書き方も手取り足取り指導しているのではないか、審査もほとんどS教授の独り舞台で、他の教授には口を差し挟ませないのかもしれない。

同センターには台湾からの留学生もいた。台湾はかつて日本の統治下にあり、日本の医者が台湾に赴いて技術指導や公衆衛生面で貢献したこともあって、親日家が少なくない。今は亡き母が戦時中に知り合った台湾の青年も、父親が経営する病院に京都大学の胸部外科の教授が折々指導に来てくれたということで日本に憧れ、名大の医学部に留学した。

台湾の医学部には学位制度はなかったから、日本に留学したかの国の医学生は日本で博士号を得たなら何よりの名誉であり、箔もついて故国に錦を飾って帰れると思ったようだ。

母が知りあった青年はあいにく結核に冒されて医者になることを断念し台湾に戻ったが、九州大学に留学した弟は学位を得て故国に凱旋した。三十年後、私は二人が父親の跡を継いで共同経営者となった宜蘭県羅東の病院を訪れる機会を得たが、弟が差し出した名刺には「医学博士」の肩書が冠されていた覚えがある。

東京女子医大消化器病センターの台湾留学生も、医学博士の肩書を得て故国に帰った。私が彼のことを知ったのは、同センターの羽生教授が残した遺稿集によってだが、そこに書かれた記述から憶測すると、彼に学位を授与したのには、多分に温情的かつ政策的な理由があったらしい。すなわち、彼が台湾の大病院の子弟なので、彼に学位を与えれば、同センターが今後その病院と関係を深めるきっかけになる、と考えたようだ。というのは、六年の練士は終えたが、彼がきちんとした学位論文を書き、それを教授会がしっかりと審査したことをうかがわせる記述はなかったからだ。

国立大学ではまずこうした〝温情〟ないし打算的考えによる学位授与などはありえないだろう。私学なればこそ内々に済まされることと思われる。

昨今発覚して世の非難を浴びている受験生の差別入学問題は、東京医大に発し、次々と他の大学でも露見したが、この例からもわかるように、私学の内部ではどんな裏工作が為されているか知れたものではない。博士号の粗製乱造もしかりと思われる。

そこで冒頭小見出しのような提案を声を大にして叫ばずにはおられないのである。水野祥太郎先生がいみじくも提示したように、廃止するに越したことはないが、もしどうしても残したいなら、各大学の審査ではなく、司法試験に代表されるような、同レベルで統一的に行われる試験の合格者に与えられるものにすべきである。それでこそ公明正大というものだろう。

それよりも生涯を通しての業績に

百人あるいは千人に一人しか持たないもの（文学、理学、工学博士などはそれくらいだ）であるならば稀少価値があり、世間の人々が偉いとみなしても然るべきだが、医者の二人に一人が持っているものと知れば、なんだ、大したことないじゃないかということになろう。しかし、世間の人間は通常そんなことは知らないから、医者の中でも「博士」と名の付く人は格別偉いのだと思いがちで、医学博士を夫に持った妻も、ウチの主人はああ見えても博士号を持っているのよ、などと、日常の会話の折に誇りかに言ったりする。夫が、なに、二人に一人が取っているから大したもんじゃないんだと言えばあえて口にしないだろうが、医学博士と名刺に刷り込むような医者は、決してそんな実態を身内にもらさないだろう。

母校の先輩で、京都で地道な啓蒙活動を続けておられる中村仁一氏の主宰する会に集う人たちは、中村氏の訓育のおかげで博士号などは臨床医の実力を反映するものではない、まさしく「足の裏についた飯粒」の如きものであることを叩き込まれているが、一般の人はそうではない。博士号が専門医や指導医にまさる、医師として最高の称号であると思っているだろう。この誤った認識を改めさせるには、やはり学位そのものの在り方を変えなければならない。つまり、医者になって大学院に四年間籍を置くか、医局に入って教授の言いなりに雑用をこなしながら、そのお駄賃として教授が与えるテーマに則った論文を書けば自動的に授与されるものではなく、専門医に更新制があるように、学位にも更新制を適用し、いったん取れば半永久的に保持されるものとしないことが第一の解決法であろう。更新も、学会に出ていれば継続されるものでなく、業績といえるような新たな論文を書くことを義務付ける。その論文の優劣によっては取得した学位を返上しなければならないとしたら、誇りかに名刺や広告看板に医学博士と書くこともなくなるだろう。

第二の解決法、これこそ博士号温存に値すると思われるのは、医師としての長年の経験と実績に照らして授与する方法である。単に日常の診療をこなすばかりでなく、学会発表をどれだけ行なったか、診断や手術に有用な学術書をどれだけ著したかを学位の審査基準とすることだ。

学会発表にしても、年に一、二回開かれる総会での発表を評価するのではなく、隔月に一度行われる地方会での発表も考慮に入れるべきである。なぜなら、全国レベルの総会は東京や大阪をはじめとする五大都市で開かれるのがもっぱらで、地方に住む人間はなかなか出られないというハンデがあるからだ。交通の便、かかる費用も、都会の医者の比ではない。

私は卒後十年で関東に出てしがない民間病院の責を担った。常勤医はわずか三名、内科一人、外科は私と、若い、とても一人では手術をやらせられないT君の二人だけだったから、東京での学会はまだしも、日帰りが無理な他都市でのそれに出席することは容易ではなかった。

東京で開かれる比較的大きな学会に、「関東甲信越消化器病学会」なるものがあった。隔月に一度、年六回開かれ、毎回八十題ほどの演題が出される。驚いたことに、発表者はほとんどが大学病院や大病院の医師たちで、共同発表者の名も五、六人から、大学病院に至っては教授の名までずらりと十人前後列記されている。私が責を担ったような民間病院からの出題はほんの三、四件で、それも名の知れた比較的大きな病院に限られており、百床以下、共同演者はT君だけというような中小病院はわがN病院だけである。

私は発奮した。日本の底辺を支えているのは地方の中小病院のはずだが、そこに勤めるあまたの医者は学会と無縁な生活を送っている。これだから地方の医者は都会の医者に比べて劣るといわれるのだ。学会に出ればそれなりの知見を得られるし、自分がそこで発表するとなれば、わずか数枚のケースレポートでも、「考察」では、同じような症例が過去にどれだけあって、どのような対処をしたか調べ、自分のケースとの比較検討をしなければならない。そのためには、少なくとも十数篇の過去の文献を渉猟（しょうりょう）する必要がある。そうして文献を読みあさったあげくには、この病気に関しては自分が誰よりもよく理解した、との達成感に心満たされるのである。

私が最初に発表したケースは、今でも鮮烈に覚えているが、十四歳の少女で頻回の嘔吐を訴え、心配顔の母親に伴われてきた。痩せた女の子で、最近急激に体重が落ち込んだという。多感な思春期で何らかのストレスが原因かもしれない、あるいはこの年齢の少女にありがちな「拒食症」かとも思ったが、当の本人は意外にあっけらかんとして心の病を負っているようには見えない。

とりあえず鼻から胃にチューブを挿入して胃にたまったものを外へ出してやる処置を施したが、出るわ出るわ、一日に二リットルもの胃液がチューブに取りつけたバッグにたまる。

前に腹部手術の既往歴があるなら腸閉塞が疑われるが、腹部に手術の跡はない。

胃液を極力吸引し、チューブからバリウムではない造影剤を注入してX線透視室でその流れを見る。造影剤は胃から十二指腸へはスムースに流れるが、そこから小腸へは流れない。十二指腸を行ったり来たりしている。ということは十二指腸（これも厳密には小腸であるが）と小腸の境界部に何か流れをせきとめるものがあるのだ。
二、三日様子を見たが、胃管からの流出量は依然として一日二リットル程度でまったく下へ流れて行っていないことを示唆する。
これはもう開けてみるほかない。母一人子一人のいわゆる母子家庭だから母親にその旨話し、了解を得る。十四歳の少女によもや癌などあるまいし、あったとしても場所が場所だけに取り除くことはまず不可能、閉塞部位はそのままに、前後、つまり胃と腸をつないで迂回路をつくってやるしかない。

はたせるかな、開腹して腹腔内を探るも十二指腸と小腸の境目、いわゆる「トライツ靭帯（じんたい）」と称する辺りに腫瘤らしきものは触知し得ない。

途方に暮れかかった刹那、はたと閃くものがあった。

（これはＳＭＡＳだ！）

ＳＭＡとはSuperior Mesenteric Artery（上腸間膜動脈）のことで、大動脈から分岐し、小腸に分枝を出してこれを養う血管である。十二指腸が小腸に移行する部分は大動脈とＳＭＡとの間をすり抜ける恰好になる。ＳＭＡは小腸間膜という脂肪組織に包まれているから大動脈との間の小腸を圧迫することはないが、急激に痩せたりすると腸間膜の脂肪がそぎ落とされてＳＭＡが索（ひも）状になり、腸を締めつけて内容物の流れをせきとめるために腸閉塞をもたらす。これをＳＭＡＳ（上腸間膜動脈症）といい、比較的近年知られてきた病態なのである。

私にとっては未経験のこのＳＭＡＳがなぜ閃いたかといえば、その二年ほど前、前任の長浜日赤病院で毎週開かれていた「外国文献抄読会」で、この文献を読んでいたからである。

治療法は唯一、術前に考えていたように、バイパスをつくってやることで、トライツ靭帯より下方の小腸を吊り上げて胃とつないでやればよい。

私はさっそくその操作にかかったが、後壁の吻合を終えたところで胃と小腸が紫色に変わってきていることに気づいた。と、思いきや、

「脈が触れません！」

ヴァイタルサインを見てくれていたナースが叫んだ。

私は縫合器を投げ出し、少女の胸部を覆っているシーツを取り払い、心臓マッサージを始めた。こちらの心臓が止まるかと思いながら。

着任してまだ間がない。手術もほんの数件手がけただけだ。前任の医者は病床を埋めたいばかりの経営的配慮で蓮見ワクチンに頼っている末期癌の患者を次々と入れたはいいが、手遅れの末期癌に蓮見ワクチンが奏功するはずはなく、入院して早々に死んでいく患者が続出したために、「あそこは〝西（にし）〟にあらず、〝死に〟病院だ」との噂を立てられていた。ちなみに病院の名には「西」がついていたのだ。

その汚名に輪をかけるような不祥事、癌でもない良性疾患で前途洋々たる十四歳の少女を術中死に追いやったことが医療訴訟にでもなって世間に露見したら、それこそ病院は万事休すだ。母校に

背を向けてきた私の行く手にも暗雲がたち込めることになる、等々、懸命に少女の小さな胸を押しつづけながら、さまざまな思惑が脳裏を駆け巡った。

だが、まだしも天は私を見捨てていなかった。十分、二十分と心マッサージを続けることを覚悟していたが、ほんの一、二分で少女の心臓は鼓動を取り戻した。そうして無事手術を終えた。

なぜ急に心停止をきたしたのか、後々考えてもよくわからなかった。おそらく、大量の胃液の排出に点滴が追いつかず、脱水と、心臓の動きに影響のある電解質の乱れが災いしたのだろう。

少女は数日後晴れて退院した。

この冷汗たぎる苦い経験にかんがみても、「外国文献抄読会」がいかに役立ったかを痛感、私は部下にその旨を話し、我々も抄読会を始めようと提案した。

「術中心停止をを起こしたＳＭＡＳの一例」と題して関東甲信越消化器病学会に発表したのを皮切りに、その後同学会に次々と症例報告を行なった。幸か不幸か、発表するだけの症例に恵まれた。

学会の会場は新宿の朝日生命ビルで、大宮の片隅に住む私がそこへ出て行くにはそれなりのハンデがあった。朝の九時から夕方五時までの開催だが、バスと電車を乗り継いで行くと優に一時間半はかかる。開催日は土曜と決まっているが、あいにく土曜は私の外来診察日だから、それを部下に託して行かなければならない。外来の主任看護婦は時に眉をひそめた。病院の看板である院長が診察をさぼって学会に出るのはどんなものでしょう、と。

わずか六十八床でベッドは半分も埋まっていない、外来患者も、私や非常勤の内科循環器の医者の担当日はまずまずだが、その他の日は閑古鳥が鳴いている始末、我々三人の誘致に失敗したら病院を閉ざそうとまで理事長は考えていたくらい落ち目の病院で、将来性がないと見て取った職員は一人また一人と去っていく状況だったから、彼女の苦情もわからないではない。なにせ、私が着任した当時、夏のボーナスが雀の涙ほど出たばかりで、次の冬のボーナスはもう出ないかもしれないと職員はヒソヒソ囁き合っていたくらいだから。

自分の病院のことしか頭にない一介のナースに私の大局観を滔々（とうとう）と語って聞かせても始まらないから、彼女の苦情は聞き流して、相変わらず二カ月に一度は新宿での学会に出かけた。

私の大局観とは次のようなものだ。日本の医療の底辺を担っているのは民間の病医院である、そこに勤める医者が切磋琢磨して大病院に伍して譲らぬ医療を目指さなければ日本の医療の底上げはできない、民間病院だから学会などに出なくてもよい、手術もほどほどのものにして少し難しいものは大病院に回せばよい、などと易きに走らず、果敢に学会発表もし、難手術も手がけるべきで、それでこそ地方も都会の医療レベルに伍していける、と。

アメリカの開業医は日本の開業医とは比べものにならない知見と技量を持っており、大学病院と提携してベッドを確保し、重症患者や手術患者を入院させ、自分が主治医となって指示も出し、若い医者を指導する、手術も自ら執刀して術後管理も怠らない。日本の開業医も断然彼らを見習うべきだ。

関東甲信越地方会に、私は二十六回連続で症例報告を行なった。民間病院の一人の医者としては前代未聞であろう。総じては、この病院の責を担った八年半の間に八十二回の学会発表を行なった。全国規模の日本外科学会や日本臨床細胞診学会にも一、二度演題を出しアクセプトされた。

信州大学を出て東大の循環器内科に入局していたE君が、非常勤医として週に一度来てくれていた。優秀な男で、人当たりもよく患者にも人気があったが、彼は私のことを「学会魔」と揶揄し、地方会にいくら演題を出しても業績にはなりませんよ、と批判した。彼は学位を取るべく奮闘していたようで、学位こそ誇れるものだとの信念を抱いているらしかった。定かにそうだとは言わなかったが、何度も議論した口の端々からそんなニュアンスがうかがい取れた。

私はもちろん持論を曲げなかった。民間病院のレベルアップこそ日本の医療を底上げするもので、そこに勤める医者を発奮させるには、地方会でもいい、学会発表をたびたび行なっている医者はこれを勧賞し、たとえば十回行なったら表彰状を一枚渡すくらいの配慮をすべきで、それは学位審査の折に業績の一つとして評価されるべきだ。院内での「外国文献抄読会」も、読んだ論文をリストアップして提出すれば、研鑽の証としてこれも評価の対象とされるべきだろう。外科医ならばもちろん、手術記録を提出する。内科医は残念ながら実績を示す記録はないが、患者の退院時にはサマリーを書くはず——いい加減な病院はこれを義務づけることをしないで書かない医者も放任している——だから、それを外科医の手術記録代わりに提出すればよい。

そうして幾十年にわたる臨床医としての研鑽をこそ学位審査の条件とすべきで、資料は膨大な量に及び、審査する側も大変だろうが、それでこそ学位の学位たる栄誉となるだろう。当然、授与される年齢は、臨床経験三十年以上の実績を最低限の申請資格とすべきであるから五十代半ばとなる。大学院生や医局に入って数年の若僧がわずか数枚のペーパーをものして得る現状の学位に比し、その年で得る学位は、誰はばかることなく堂々と顕示できるもので、自他ともに誇りうるものとなろう。

学士院賞や文化勲章、さてはノーベル賞の受賞者は、ほとんどが高齢者で、中には受賞して数年と経ず没する人もいる。つまり、何十年という歳月にわたって積み上げた功績に対して与えられるものだからで、世間も納得する。

医学博士号は、たとえれば芥川賞のようなものだ。熟年の文士が手にする直木賞に比し、芥川賞の受賞者は圧倒的に若者が多い。人生の何たるかもわかっていない二十代、時には十代の未成年者も受賞して話題になるが、ろくな作品はない。

博士でないノーベル賞受賞者

ノーベル賞は、文学賞や平和賞を除いて、経済学賞にしても医学生理学賞にしても物理や化学賞にしても、受賞者の肩書にはまず「大学教授」と「博士」がつく。

ところが、二〇〇二年に化学賞を受賞した田中耕一さんにはこの肩書がなかった。彼は民間の島津製作所に勤めるサラリーマンであった。その功績がどんなものであったか詳しいことは知らないが、博士号を持たない研究者がノーベル賞を受賞したことを知って快哉を叫ばずにはおられなかった。

いかにも人柄の良さそうな風貌の田中氏は、謙虚で驕ったところがいささかもなく、親しみやすくて「田中さん」と呼びかけてもにっこり笑みを返してくれそうだ。

彼の母校東北大学は、田中さんが学位を持っていないことを知って、後年取り繕うように「名誉博士号」を与えたようだが、田中さんにとっては別にどうでもよい称号であろうし、おそらく、名刺にそれを記すこともないだろう。「博士号を持たないノーベル化学賞受賞者」という点にこそ、ありふれた博士ではない彼のユニークさ、持ち味があるのだ。

ノーベル医学賞は基礎医学の分野の研究者に与えられることが圧倒的で、臨床医学の医者が受賞することは極めて稀である。唯一の例外は、精神病者に対するロボトミー（前頭葉切除術）を考案、実際に行なった精神外科医に与えられたものだが、これは医学史上の汚点とされている。なぜなら、ロボトミーを受けた狂暴性精神病者はいっとき症状が収まるものの、やがて性格異常をきたすことが判明、忌わしい手術として早々に廃れてしまった。受賞した精神外科医には非難が囂囂、受賞を取り消せとの声もあがったようだが、実現には至らなかった。

いま一つの例外がある。近現代の画期的な発明と評価されたＣＴの開発者に与えられたものである。

さしずめ、ラジウム・ポロニウムを発見し、レントゲンの開発も行なったキュリー夫人の現代版というべきものか？

しかし、放射能を浴びつづけた夫人が右手を失ったように、ＣＴには被爆の問題がつきまとう。

さらには高額な収入を見込めるということで、被験者の被ばくもものかは、やたらこの検査を患者に強要して点数を稼ごうとするあこぎな算術医も多く見られるようになって心ある医療者を嘆かせている。

ロボトミーなどおぞましい手術は問題外であるが、まっとうな手術、しかも、余人の及ばぬ至難の手術を数多く手がけて病者を救ってきた外科医にはノーベル医学賞が授与されてしかるべきである。たとえば、ＣＢＡ（先天性胆道閉鎖症）の幼児等に対して、機能しなくなった肝臓は新しい健康な肝臓に取り替えてこそ根治が得られるとの発想から一九六〇年代に肝移植を成功させ、その後これを世界的に広めたアメリカはピッツバーグ大学プレスビテリアン病院の総帥Ｔ・Ｅ・スターツルである。

粉骨砕身、半日、時に丸一日を要する肝移植術に明け暮れたスターツルは、私が彼の手術見学に赴いた一九八五年、六十五歳の時、過労が昂じて心臓が悲鳴をあげ、ついに倒れた。心筋梗塞であった。かろうじて一命をとりとめたものの、以後、深夜まで長時間に及ぶ手術は控え、もっぱら弟子の養成に努めた。

しかしてスターツルは、晩年に自伝を書いているが、献辞の代わりにこう記している。

「もし審判を下されるなら、最後の刻（とき）にして欲しいものだ」

（了）

あとがき

「人間万事塞翁(さいおう)が馬」という中国の格言があります。人生の幸不幸は簡単には定められないとの謂(いい)です。

青天の霹靂(へきれき)のごとく襲い来(きた)った「青医連運動」の渦中に置かれて卒後の進路が狂い、内科循環器を志していた私が、気がついたら、「たとえ太陽が西から昇ることがあってもなることはない」と思いしめていた外科医の道に入っていました。

同期生のほとんどは散々荒らしまわった母校に何事もなかったように戻り、大学側もやすやすと彼らを受け入れ、痛み分けとなって革命の嵐は二年で鎮火しました。

青医連が大学に要求したのは、教授が専横を極め、医局員を小間使いさながら働かせる無給医局制度と、その元凶である学位（博士号）制度の撤廃でしたが、前者は改善されたものの、後者は旧態依然、教授の裁量権は、譲れない「虎の子」として残されたのです。そうしてこの明治以来の悪弊は陰々滅々今日まで続き、若き医学徒の行く手に立ちはだかっています。

節操を欠いた同期生や母校に幻滅を覚え、私は一度たりと母校に帰ろうとは思わず、アウトサイダーの道を歩み出しました。関連病院を三つ回ったあげく、卒後十年目に母校の庇護を断ち、「鶏頭(けいとう)となるも牛後(ぎゅうご)となるなかれ」の思いで、関東のしがない民間病院の責を担いました。その転機に踏み出していなかったら、私は未熟な腕で患者さんを傷つけるのみか命さえも殺め、ひいては自らの医者生命をも損なっていたかしれません。ましてや、「ゴッドハンド」の令名高い羽生富士夫（元東京女子医大消化器病センター長）教授や梶谷鐶（元癌研病院院長）先生との出会いもなかったでしょう。お二人以外にも、国手と知れば私はどこへでも見学を願い出て、その白眉の手際を学び（盗み？）取らせてもらいました。

丸十年、隔週にそうした武者修行を続けたおかげで、国手たちの手際を自家薬籠中のものとし、私自身の創意工夫も加えて一冊の書を世に出しました。著作一覧表にある「実践の手術手技——教科書にないテクニックとコツ」がそれです。

民間病院の院長という肩書だけで無名に近いアウトサイダーの著作、しかも、八三〇〇円の高額な本をどれほどの医学徒が手にしてくれるか、出版社も心もとなかったのでしょう、初版は一千部にとどまりましたが、ややにして増版となり、その後三年ほどの間に版を重ね、結局、六千部が捌けました。外科医は二万人そこそこでしたから、三、四人に一人は手に取ってくれたことになります。

この本は有志とともに創設した新病院の門出と重なり、大学病院や大病院で断られつづけた「エホバの証人」が次々と無輸血手術を求めて私の病院を訪れました。約束通り、どんな事態になっても輸血はしないことを知ってもらうため、無影燈に取りつけたビデオカメラを通して家族控え室で手術の一部始終を見てもらいました。

「エホバの証人」ばかりでなく、身内の手術の模様を見たいと望む家族の方々にはビデオをライブで供覧しました。六八件の無輸血手術とともにこの手術公開は日本で初めてのものとなりました。全国に医科大学は八〇余を数え、毎年一万人近い医師が誕生しています。そのほとんどは基礎医学者でなく病者と相対する臨床医になるはずです。

平成の始まりとともに米国のレジデント制度に倣った専門医制が本邦でも取り入れられるようになり、聖路加国際病院や虎の門病院などが率先その普及に努めました。

こうした流れは臨床医を志す医学徒にとって大いなる救いとなったはずです。

卒後研修のあり方については、日本医学教育学会などがいろいろ検討していましたが、いかんせん、前世紀の遺物である博士号については、腫れ物に触るごとく論議から外され、棚上げされたままです。

基礎医学の道に進み、研究者、学者として名を挙げようとする徒輩はいざ知らず、臨床医になると決めた医学徒に進言したいのは、博士号などには目もくれず、ひたすら専門医の道を歩みなさいということです。と、いっても、専門馬鹿になってはいけません。オールラウンドの知識や技術を積んだ上に、これだけは人に負けないという特技を身につけることです。

内科医ならば、糖尿病の専門医となっても胸の痛みや頭痛を訴えてきた患者を診れないようでは失格です。「糖尿病外来」の看板を掲げてくれるような大病院では勤まるでしょうが、民間の中小病院、ましてや僻地の病医院では勤まりません。

外科医の場合、いったんメスを執り腹を開いたならば、そこにどんな不測の事態（多くは誤診によるもの）が見出されても、臨機応変これに対処するだけのレパートリーの広さを培う必要があります。そう出来てこそ「外科専門医」の名に恥じることがないのです。

臆せず、迷わず、オールラウンドの知見、技量をベースにしたスペシャリストの道を歩んでください。そうすれば、博士号などは問題外、胸を張って医師人生をまっとうできるでしょう。私がその範を示し得たかどうかは、別掲の著作にも目を通して頂いて審判いただけたらと存じます。

末筆ながら、青春の哀歓を綴った、これも一部自伝的要素を含んだ青春小説集「白球は死なず」に引きつづいて小著の出版を手がけてくださった越智俊一社長に深甚の謝意を表します。積年の思いをこめた小著が、目の黒いうちに日の目を見ることができ、欣快にたえません。心から御礼申し上げます。

令和三年盛夏

大鐘稔彦

著作（医学関係）一覧

・「癌の告知」メジカルフレンド社
・「私の名診・誤診・迷診」（正・続）旺史社
・「虫垂炎――１００年の変遷・その臨床と病理」へるす出版
・「外科医と『盲腸』」岩波書店
・「腹痛でわかる病気」テンタクル
・「腹部疾患の診かた考え方――key wordからの演繹法」中外医学社
・「誤診――なぜ起きる、どう防ぐ」講談社
・「無輸血手術――〝エホバの証人〟の生と死」さいろ社
・「外科医べからず集――梶谷語録に学べ」金原出版
・「実践の手術手技――教科書にないテクニックとコツ」金原出版
・「ナースのマナー　接遇プロへの道」金原出版
・「医者のマナー」金原出版
・「患者のマナー」金原出版
・「両刃のメス」朝日新聞出版
・「私が出会った外科医たち」金原出版
・「患者を生かす医者、死なす医者」朝日新聞出版
・「実践のプライマリ・ケア」金原出版
・「そのガン、放置しますか？――近藤教に惑わされて君、死に急ぐなかれ」ディスカヴァー21
・「安楽死か、尊厳死か、あなたならどうする？」ディスカヴァー21

著者プロフィール

大鐘稔彦（おおがね　としひこ）

1943年愛知県名古屋市生まれ。'68年京都大学医学部卒。母校の関連病院を経て、'77年上京、「日本の医療を良くする会」を起会、関東で初のホスピス病棟を備えた病院の創設や、手術の公開など先駆的医療を行う。「エホバの証人」の無輸血手術68件を含む約6千件の手術経験を経て、99年にメスを置き、南あわじ市の診療所に着任。地域医療に従事して今日に至る。

私が足の裏の飯粒を取らなかった理由

2021年11月15日　第1刷発行

著　者――大鐘稔彦

発　行――アートヴィレッジ

〒660-0826　尼崎市北城内88-4・106

ＴＥＬ.06-4950-0603　ＦＡＸ.06-4950-0640

ＵＲＬ. http://art-v.jp

カバーデザイン――西垣秀樹